ERGEBNISSE
DER CHIRURGIE
UND ORTHOPÄDIE

HERAUSGEGEBEN VON

ERWIN PAYR
LEIPZIG

HERMANN KÜTTNER
BRESLAU

SONDERABDRUCK AUS BAND X

WOLFGANG ROSENTHAL

DIE KRIEGSVERLETZUNGEN DES GESICHTS

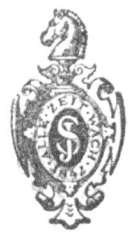

Springer-Verlag Berlin Heidelberg GmbH

1918

ISBN 978-3-662-37232-6   ISBN 978-3-662-37956-1 (eBook)
DOI 10.1007/978-3-662-37956-1

Ergebnisse der Chirurgie und Orthopädie.

Zu beziehen durch jede Buchhandlung.

Die Kriegsverletzungen des Gesichts.

(Unter Zugrundelegung eigener Erfahrungen.)

Von

Wolfgang Rosenthal - Leipzig.

Mit 137 Abbildungen.

Inhaltsübersicht.

Literatur.

Die mit * bezeichneten Arbeiten gehören nicht zur Kriegsliteratur. Sie sind angeführt, weil im Referat erwähnt oder für den Gegenstand von Bedeutung.

1. Adloff, Schußfrakturen der Kiefer und ihre Behandlung. Deutsche med. Wochenschrift 1914. Nr. 50. S. 2002.
2. Ahrend, Hilfsapparat zur Wiederherstellung durch Schußverletzung zerstörter
   Nasen. Behandlungswege der Kieferschußverletzungen. Wiesbaden. Bergmann
   1915. H. 2—3. S. 231.
3. *Albee, Die Chirurgie der Knochentransplantationen. Verlag W. B. Saunders,
   Philadelphia.
4. Alexander, Die Klinik und operative Entfernung von Projektilen in Fällen von
   Steckschüssen der Ohrgegend und des Gesichtsschädels. Wien. klin. Wochenschr.
   1916. Nr. 2. S. 38.
5. Bandorf, Beiträge zur Behandlung von infizierten Schußwunden und zur Überhäutung großer Defekte. Münch. med. Wochenschr. 1914. Nr. 45. S. 2226.
6. Bergel, Die biologische Bedeutung des Fibrins für die Wundheilung und die Knochenneubildung. Münch. med. Wochenschr. 1916. Nr. 31. S. 1111.
7. — Die Behandlung der verzögerten Kallusbildung und der Pseudarthrosen mit
   Fibrininjektionen. Berl. klin. Wochenschr. 1916. S. 32.
8. Bier, Regeneration und Narbenbildung in offenen Wunden, die Gewebslücken aufweisen. Berl. klin. Wochenschr. 1917. Nr. 10. S. 227.
9. Birch Hirschfeld, Einige Bemerkungen zu den plastischen Operationen an Lidern,
   Bindehaut und Orbita bei Schußverletzungen. Zeitschr. f. Augenheilk. Okt. 1916.
10. — Zeitschr. f. Augenheilk. 1915. 33. S. 266.
11. v. Blaskovics, Über Operationen des traumatischen Lidkoloboms, Kriegstagung
    d. Ungar. Ophthalmol. Gesellsch. Wien. klin. Wochenschr. 1916. Nr. 36. S. 1125.
12. Bock, Der einfachste Apparat zur Dehnung der Kiefermuskeln. Münch. med.
    Wochenschr. 1915. Nr. 23. S. 802 und Deutsche zahnärztl. Wochenschr. 1915. Nr. 26.
13 Braun, Über aseptische und offene Wundbehandlung im Feldlazarett. Bruns Beitr.
    z. klin. Chir. 105. H. 1. S. 69.
14. — Die offene Wundbehandlung. Ebenda 98. H. 1. S. 13.
15. Bruhn. Die Verwendung massiv gegossener Brückenarbeiten zur Überbrückung
    frisch geheilter Kieferdefekte. Behandlungswege der Kieferschußverletzungen.
    Wiesbaden. Bergmann. 1915. H. 1. S. 44.
16. — Zur Indikationsstellung für die Anwendung der verschiedenen Kieferstützapparate.
    Ebenda H. II/III. S. 1; H III/IV. S. 329; H. VII/VIII. S. 474.
17 — Über Maßnahmen zur Beseitigung von Störungen des Sprachvermögens und der
    Beweglichkeit der Gesichtsmuskulatur nach Verletzungen der Kiefer und ihrer
    Umgebung. Ebenda H. VII/VIII. S 526.
18. — Gesichtsorthopädie in ihrem Zusammenwirken mit der Gesichtschirurgie. Ebenda
    H. IX/X. S. 692.
19. — und Kühl, Schußverletzungen des Ober- und Unterkiefers. Ebenda H. 1. S. 27.
20. v. Brunn, Zur Beurteilung der Kopfschüsse. Deutsche med. Wochenschr. 1915.
    Nr. 46. S. 1371/1372.
21. Brüning, Nasenplastik und Oberlippenplastik. II. kriegschirurgische Tagung
    Berlin 1916. Bruns Beitr. z. klin. Chir. 101. H. 2. S. 248.
22. *Bruns, Multiple Hirnnervenläsion nach Basisfraktur. Naturforscher-Sitzung zu
    Köln am 19 Sept. 1888. Neurol. Sektion.
23. Buntschuh, Wie beugen wir bei Unterkiefer- Zungen- und Mundbodenschußwunden der Erstickung vor? Münch. med. Wochenschr. 1916. Nr. 11. S. 402.
24 *Burkg, Neue autoplastische Verwendungsmöglichkeiten der Fascia lata. Bruns
    Beitr. z. klin. Chir. 100. H. 4. S. 427.
25. *Cieszynski, Über extraorale Kieferaufnahmen. Fortschr. auf d. Geb. d. Röntgenstrahlen. Dez. 1911 und Jan. 1912.
26. — Die Röntgenuntersuchung der Zähne und Kiefer. Leipzig 1913.
27. — Die exakte Röntgenuntersuchung der Kiefer in der Kriegschirurgie mit improvisierten Hilfsmitteln. Österr.-ungar. Vierteljahrsschr. f. Zahnheilk. 31. H. 2. 1915.

28. Cieszynski, Diskussion über Erfahrungen bei Kieferschüssen. Österr. Zeitschr. f. Stomatol. **13.** H. 7/8. 1915.
29. *Dax, Über die Beziehungen der Zirkulationsstörungen zur Heilung von Frakturen der langen Röhrenknochen mit besonderer Berücksichtigung der Art. nutritia. Bruns Beitr. z. klin. Chir. **104.** H. 2. S. 313.
30. Denker, Die chirurgische Behandlung der Nebenhöhleneiterungen nach Kriegsverletzungen. Münch. med. Wochenschr. 1915. Nr. 24. S. 821.
31. — Schußverletzung der vier letzten Gehirnnerven. Einschuß unterhalb des rechten Auges, Ausschuß im Nacken. Arch. f. Ohrenheilk. **99.** H. 1. u. 2.
32. Dupuy, Künstliche Nasen. Bruns Beitr. **98.** H. 5. S. 704.
33. Eden, Das Verhalten autoplastisch verpflanzten Fettgewebes bei Ersatz von Hirn- und Duradefekten. Deutsche med. Wochenschr. 1917. Nr. 14. S. 424.
34. Ehricke, Ergebnis der zahnärztlichen Hilfe. Berl. klin. Wochenschr. 1916. Nr. 33. S. 918.
35. *Eisleb, Über die freie Fetttransplantation. Bruns Beitr. z. klin. Chir. **102.** H. 1. S. 249.
36. *Eitner, Über Sattelnasenkorrektur. Deutsche med. Wochenschr. 1915. Nr. 31. S. 917—921.
37. *— Zwei Autoplastiken. Münch. med. Wochenschr. 1914. Nr. 30. S. 1681.
38. *Erlacher, Hyperneurotisation, muskuläre Neurotisation, freie Muskeltransplantation. Zentralbl. f. Chir. 1914. Nr. 15. S. 625.
39. *— Über die motorischen Nervenendigunge . Zeitschr. f. orthop. Chir. **34.** S. 561.
40. v. Ertl, Behandlung der Kieferschußfrakturen. Wien. klin. Wochenschr. 1916. Nr. 12. S. 367.
41. Esser, Lokale Knochenplastiken bei Unterkieferdefekten. Bruns Beitr. z. klin. Chir. **105.** H. 4. S. 555.
42. — Neue Wege für chirurgische Plastiken durch Heranziehung der zahnärztlichen Technik. Ebenda **103.** H. 4. S. 547.
43. — Mund-Lippenplastik aus der Nasolabialgegend. Ebenda **105.** H. 4. S. 545.
44. — Prinzipien bei einfachen plastischen Operationen des Gesichts mit Ersatz des Defektes aus unmittelbarer Wundnähe. Ebenda **103.** H. 4. S. 519.
45. Fabian, Über einen Fall von Steckschuß im Bereiche der Kaumuskulatur. Münch. med. Wochenschr. 1915. Nr. 39. S. 1342.
46. Fehling, Über Wundbehandlung bei Kriegsverletzten. Bruns Beitr. z. klin. Chir. **100.** H. 1. S. 1.
47. Flesch, Die Dilatierung eiternder Knochenfisteln. Münch. med. Wochenschr. 1915. Nr. 47.
48. Franke, Ersatz des Augapfels durch Knochenkugel. Deutsche med. Wochenschr. 1914. S. 1549.
49. — Über Pseudarthrosen auf Grund von 18 operativ geheilten Fällen. Naturhistorisch-med. Verein in Heidelberg. Deutsche med. Wochenschr. 1917. Nr. 27. S. 862.
50. *Fritzsche, Nasendeformationen und ihre Korrekturen. Würzb. Abhandl. a. d. Gesamtgeb. d. prakt. Med. **15.** H. 12.
51. *Fröschel, K. k. Gesellschaft der Ärzte in Wien. Deutsche med. Wochenschr. 1916. Nr. 19. S. 592.
52. Foramitti, Über die Behandlung infizierter Schußfrakturen am Kiefer. Österr. Zeitschr. f. Stomatol. 1917.
53. Fuchs, Die Behandlung der Kieferverletzten nach dem Kriege. Ebenda S. 231.
54. Gadany und Ertl, Österr. Vierteljahrsschr. f. Zahnheilk. 1915. H. 1. S. 54.
55. — — Über die Behandlung der Unterkieferfrakturen. Österr. Vierteljahrsschr. f. Zahnheilk. 1915. **31.** H. 1. u. 2.
56. Ganzer, Neue Wege des plastischen Verschlusses von Gaumendefekten. Berl. klin. Wochenschr. 1917. Nr. 9. S. 209.
57. — Die Kopf-Kinnkappe aus Gipsbinden. Deutsche Monatsschr. f. Zahnheilk. 1916. H. 1. S. 24.
58. — Einige Ursachen der Pseudarthrosen und einige neue Mittel, sie zu verhindern. Ebenda S. 28.
59. — Aufbißschiene aus Zinn zur Unterstützung des Drahtschienenverbandes bei Kieferverletzungen. Ebenda H. 9. S. 382.

60. Ganzer, Die Wiederherstellung des Vestibulum oris nach Schußverletzungen der Kiefer. Ebenda H. 9. S. 380.

61. — Bericht über die Tätigkeit der Kieferstation im Reservelazarett Hochschule in Charlottenburg. Ebenda 1915 H. 10. S. 449.

62. — Der frühzeitige Nahtverschluß der äußeren Wunden bei Kieferschüssen. Ebenda.

63. — Der frühzeitige Nahtverschluß in Verbindung mit der Immediatprothese bei gleichzeitiger Verletzung des Kiefers und des äußeren Gesichts. Ebenda.

64. — Die Bedeutung der Orthodontie bei der Behandlung der Kieferschußverletzungen. Ebenda H. 9. S. 377.

65. — Verhandl. d. II. kriegschirurg. Tagung 1916. Bruns Beitr. z. klin. Chir. 100. H. 2. S. 268.

66 *Garré, Über Nervenregeneration nach Exstirpation des Ganglion Gasseri als Ursache rezidivierender Trigeminusneuralgie. Verhandl. d. 28. Chir.-Kongr. 1899. Teil II. S. 256.

67. *Gersuny, Muskelanschluß bei Fazialislähmung. Wien. klin. Wochenschr. 1916. Nr. 16. S. 497.

68. — Eine Operation bei motorischen Lähmungen. Wien. klin. Wochenschr. 1906. Nr. 10. S. 263.

69. Goebel, Über beschleunigte Wundheilung vorgänge nach Erysipel. Zentralbl. f. Chir. 1916. Nr. 51. S. 1003.

70. Glas, Etwas über Gesichts- und Halsschüsse. Wien. med. Wochenschr. 1914. Nr. 52.

71. Gluck, Die Bedeutung innerer Prothesen für die plastische Chirurgie. Kriegsärztl. Abend zu Berlin. Münch. med. Wochenschr. 1917. Nr. 27. S. 879.

72. Greve, Die zahnärztliche Therapie der Schußverletzungen der Kiefer. Münch. med. Wochenschr. 1914. Nr. 41. S. 2084.

73. Grosse, Direkte Verletzung der Vagusgruppe, eine Kriegsverletzung mit Reflexkrampf des Vagus. Deutsche Zeitschr. f. Chir. 1915. H. ?. S. 159.

74. Großmann, Perhydrit und seine Anwendung bei der Wundbehandlung. Münch. med. Wochenschr. 1916. Nr. 30. S. 1102.

75. Grünwald, Schußverletzungen der pneumatischen Schädelhöhlen. Münch. med. Wochenschr. 1915. Nr. 24. S. 823.

76. Gutmann, Über Querschläger bei Augenhöhlen-Gesichtshöhlenschüssen. Deutsche med. Wochenschr. 1916. Nr. 34. S. 1036.

77. — Erfahrungen über Augenhöhlenbeteiligung bei Kriegsverletzungen der Kiefer. Berl. klin. Wochenschr. 1916. Nr. 36. S. 1000.

78. — Augen- und Augenhöhlenbeteiligung bei den Kriegsverletzungen der Kiefer. Kriegsverletzungen der Kiefer und der angrenzenden Teile. Herm. Meusser, Berlin 1916.

79. v. Hacker, Plastik bei penetrierendem Wangendefekt und nachfolgender narbiger Kieferklemme, insbesondere nach Schußverletzungen. Bruns Beitr. z. klin. Chir. 98. H. 3. S. 289.

80. Haberland, Die direkte Einpflanzung der Musculus hypoglossus in die Gesichtsmuskulatur bei Fazialislähmung. Zentralbl. f. Chir. 1916. Nr. 4. S. 74.

81. *Härtel, Trigeminusneuralgie und Anästhesierung des Ganglion Gasseri. Münch. med. Wochenschr. 1917. Nr. 1. S. 11.

82 Haß, Fall von erfolgreicher Knochenbolzung. Beitrag zur Frage des Verhaltens eines transplantierten Knochens. Wien. klin. Wochenschr. 1916. Nr. 23. S. 7725.

83. Hauptmeyer, Über die Beseitigung von entstellenden, hypertrophischen Gesichtsnarben durch Ignipunktur. Die gegenwärtigen Behandlungswege der Kieferschußverletzungen H. VII/VIII. S. 604.

84. — Zur Behandlung der Schußverletzungen im Bereich des Gesichts mit besonderer Berücksichtigung der Läsionen der Kiefer. Ebenda H. 1. S. 1 u. H. II/III. S. 196.

85. Heile, Zur chirurgischen Behandlung der durch Schußverletzungen hervorgerufenen Mundsperre. Münch. med. Wochenschr. 1915. Nr. 9. S. 311.

86. *Heineke, Verletzungen und chirurgische Krankheiten der Speicheldrüsen. Deutsche Chir. 33. Stuttgart. Enke. 1913.

87. *— Die direkte Einpflanzung des Nerven in den Muskel. Zentralbl. f. Chir. 1914. Nr. 11. S. 465.

88. Helbing, Behandlung der Kriegsverletzungen des harten Gaumens. Deutsche med. Wochenschr. 1916. Nr. 8. S. 241.
89. Herber, Die Frakturen der Kiefer mit besonderer Berücksichtigung der Kriegschirurgie. Berlinsche Verlagsanstalt. 1915.
90. Hesse, Über Kieferverletzte. Deutsche med. Wochenschr. 1916. Nr. 43. S. 1339.
91. — Fibrolysin in der Kriegschirurgie und seine Gefahren, nebst einem Anhang über die Fibrolysin-Anaphylaxie. Arch. f. klin. Chir. 108. H. 1.
92. Hoffmann, Beitrag zur Behandlung der Kieferschußverletzungen unter besonderer Berücksichtigung einer neuen „Scharnierschiene" von Pfaff. Deutsche zahnärztl. Zeitung 1916. Nr. 32.
93. — Weitere Mitteilungen über die Scharniergelenkschiene nach Pfaff. Ebenda 1917. Nr. 23.
94. Hofbauer, Eigenartige Veränderungen der Thoraxorgane im Gefolge von Kieferschüssen. Österr. Zeitschr. f. Stomatol. 1917. S. 237.
95. *Horsley, Transplantation ot the anterior temporal artery. Journ. of the amer. med. assoc. 44. Nr. 5. S. 4008.
96. Hufschmid und Eckert, Über primäre Wundexzision und primäre Naht. Deutsche med. Wochenschr. 1917. Nr. 9. S. 267.
97. Jenckel, Plastik. Med. Klinik 1917. Nr. 14. S. 405.
98. *Jianu, Die chirurgische Behandlung der Fazialislähmung. Deutsche Zeitschr. f. Chir. 102. S. 377.
99. Imre, Wien. klin. Wochenschr. 1916. Nr. 35. S. 1125.
100. Johnson, Neue Wege für die Plastik mit subkutaner Knorpelnase und Knochenspangen. Zentralbl. f. Chir. 1916. Nr. 20. S. 404.
101. Joseph, Nasenplastik und die Verwendung rhinoplastischer Methoden für die Lippen-, Kinn-, Wangen- und Ohrenplastik. Kriegsverletzungen der Kiefer und der angrenzenden Teile. Meusser, Berlin. 1916.
102. *— Kombination von Nasen- und Lippenplastik. Verhandl. d. deutsch. Gesellsch. f. Chir. 1914. I. Teil. S. 104.
103. *Iselin, Transplantation freier Hautlappen zwecks oberflächlicher Fettaufpflanzung. Bruns Beitr. z. klin. Chir. 102. H. 3. S. 721.
104. Kalb, Lidplastik bei gleichzeitigem Bindehautdefekt. Zentralbl. f. Chir. 1916. Nr. 30. S. 617.
105. Kausch, Plastik. Deutsche med. Wochenschr. 1916. Nr. 34. S. 1053.
106. Klapp, Tätigkeit des Chirurgen bei Kieferverletzungen. Ebenda Nr. 8. S. 241.
107. — Über chirurgische Behandlung der Kieferschußbrüche. Zeitschr. f. ärztl. Fortbild. 1916. Nr. 8.
108. — Über physiologische Entfernung von Knochensplittern und Sequestern. Münch. med. Wochenschr. 1915. Nr. 49. S. 1700.
109. — und Schröder, Die Unterkieferschußbrüche und ihre Behandlung. Hermann Meusser, Berlin. 1917.
110. *Kleinschmidt, Die freie autoplastische Faszientransplantation. Ergebn. d. Chir. u. Orthop. 1914 8. S. 207.
111. Klocke, Herstellung künstlicher Gesichtsprothesen. Med. Klinik 1916. Nr. 21.
112. Körner, Die Stellung der Augenbrauen bei der peripheren Fazialislähmung. Zeitschr. f. Ohrenheilk. u. Krankh. d. Luftw. 72. 191.
113. — Drei Kriegsverletzungen des Kehlkopfs. Ebenda H. 2.
114. — Weitere Erfahrungen über Kriegsverletzungen des Kehlkopfs und des Nervus vagus. Ebenda H. 3.
115. — Granatsplitter in der Kieferhöhle. Ebenda H. 3. Nr. 74.
116. — Über Lähmungen der Nervus vagus, accessorius, hypoglossus und sympathicus durch Fernschädigung. Münch. med. Wochenschr. 1916. Nr. 40. S. 1429.
117. *Kornew, Freie Faszientransplantation bei wahren Unterkieferankylosen. Bruns Beitr. z. klin. Chir. 93. S. 62.
118. *Köster, Fazialislähmung. Deutsch. Arch. f. klin. Med. 72. S. 362.
119. Kolin und Schmerz, Der bildnerische Ersatz der ganzen Nase (Rhinoplastica totalis) nach v. Hacker. Bruns Beitr. z. klin. Chir. 99. H. 3. S. 588.
120. *König, Über Nasenplastik. Verhandl. d. deutsch. Gesellsch. f. Chir. 1914. I. Teil. S. 37.

121. *König, Über Nasenplastik. Bruns Beitr. z. klin. Chir. **94**. H. 3. S. 515.
122. Kränzl, Die Überbrückung der Pseudarthrosen in der Kinnregend durch einfache Zahnersatzstücke. Österr. Zeitschr. f. Stomatol. 1917. S. 217.
123. Kraus, Fall von Parotisluxation infolge Kieferschußfraktur. Münch. med. Wochenschrift 1916. Nr. 4. S. 132.
124. — Kieferschußverletzung, Pseudarthrose, Osteoplastik, Schienung. Wien. klin. Wochenschr. 1917. Nr. 4. S. 121.
125. Krebs, Bemerkungen zu den Gesichtsschüssen mit Beteiligung der Nasenhöhle. Münch. med. Wochenschr. 1915. Nr. 35. S. 1203.
126. Kreilsheimer, Bemerkungen und Erfahrungen über Nebenhöhlen-Erkrankungen. Münch. med. Wochenschr. 1917. Nr. 18. S. 595.
127. *Kron, Die Gesichtslähmung in der Zahnheilkunde. Samml. v. Vortr. aus dem Gebiete der Zahnheilk. H. 12. Leipzig Dyksche Buchhandlung. 1914.
128. Krückmann, Die Beteiligung des Auges bei Kieferverletzungen. Deutsche med. Wochenschr. 1916. Nr. 8. S. 241.
129. — Über Kriegsblindenfürsorge. Ebenda 1915. Nr. 25. S. 725. 727.
130. — Kriegstagung der Ungar. Ophthalmol. Gesellsch. Wien. klin. Wochenschr. 1916. Nr 35. S. 1125.
131. *Krusius, Wimpernbildung. Deutsche med. Wochenschr. 1914. Nr. 19. S. 958.
132. Kühl, Schußverletzungen des Oberkiefers. Die gegenwärtigen Behandlungswege der Kieferschußverletzungen H. 1. S. 36, 39.
133. — Die Technik der Befestigung der Kieferstützapparate. Ebenda H. 2/3. S. 221.
134. — Unterlagen für plastische Operationen im Bereiche des Gesichts. Ebenda H. 4/6. S. 406.
135. — und Lindemann, Die Folge einer spät einsetzenden Behandlung der Kieferbeschädigungen und ihre Beseitigung H. 9/10. S. 767.
136. Latzer, Therapie der Speichelfisteln. Münch. med. Wochenschr. 1916. Nr. 40. S. 1442.
137. Lautenschläger, Weitere Fälle von Kriegsverletzungen der Nasennebenhöhlen. Berl. klin. Wochenschr. 1916. Nr. 21. S. 581.
138. Lennhoff, Kriegsverletzungen des Gehörorgans. Kriegsverletzungen der Kiefer und der angrenzenden Teile. Meusser, Berlin. 1916.
139. — Kriegsverletzungen der Nase und ihrer Nebenhöhlen. Ebenda.
140. Leser, Extraktion von Fremdkörpern aus Wundkanälen und Fisteln mit Hilfe des Laminariastiftes. Zentralbl. f. Chir. 1917. Nr. 3. S. 41.
141. v. Lesser, Plastischer Ersatz der verloren gegangenen Nasenspitze aus der Haut des Nasenrückens selbst. Münch. med. Wochenschr. 1916. Nr. 14. S. 513.
142. Levy, Osteoplastischer Ersatz des Infraorbitalrandes nach Kriegsverletzungen. Zentralbl. f. Chir. 1915. Nr. 28. S. 489.
143. Lewin, Die toxische Rolle des in Bleigeschossen enthaltenen Arsens. Münch. med. Wochenschr. 1916. Nr. 47. S. 1649.
144. Lexer, Gesichtsplastik. Bruns Beitr. z. klin. Chir. **101**. H. 2. S. 233.
145. *— Plastischer Ersatz von Gesichtsdefekten. Deutsche med. Wochenschr. 1908. Nr. 23. S. 1038.
146. *— Die Verwendung von Silberplättchen in der Chirurgie. Zentralbl. f. Chir. 1915. Nr. 14. S. 271.
147. *— Epidermisübertragung von einem Menschen auf den anderen. Deutsche med. Wochenschr. 1916. Nr. 49. S. 1531.
148. Lickteig, Uranoplastik bei Schußverletzung, Unterkiefer-Knochenplastik und prothetische Hilfsmittel. Deutsche med. Wochenschr. 1916. Nr. 52. S. 1619.
149. Lindemann, Zur Deckung größerer Defekte der Weichteile bei Kieferschußverletzungen. Die gegenwärtigen Behandlungswege der Kieferschußverletzungen. H. 1. S. 13.
150. — Zur Deckung größerer Defekte der Weichteile bei Kieferschußverletzungen. Ebenda H. II/III. S. 111.
151. — Die Lokalanästhesie bei Schußverletzungen des Gesichts. Ebenda H. II/III S. 184.
152. — Zur Beseitigung der traumatischen Defekte der Gesichtsknochen. Ebenda H. IV/VI. S. 243.

153. Lindemann, Die operative Beseitigung der Fisteln der Mundspeicheldrüsen. Ebenda
H. VII, VIII. S. 337.
154. — Die Anwendung der Extension in der Kieferchirurgie. Ebenda H. VII/VIII.
S. 548.
155. — Neuere Erfahrungen über die freie Knochentransplantation. Ebenda H. VII/VIII.
S. 572.
156. — Die Deckung der Weichteil- und Knochendefekte des Gesichts bei Kieferschußverletzungen mit besonderer Berücksichtigung des Wiederaufbaues der Nase und
ihrer näheren Umgebung. Ebenda H. IX/X. S. 619.
157. — Verhandlungen des II. kriegschirurgischen Tages. Bruns Beitr. z. klin. Chir.
100. H. 2. S. 265.
158. Loeffler, Die günstige Wirkung des Cholinchlorids bei Narbenschädigungen. Zentral-
blatt f. Chir. 1916. Nr. 43. S. 841.
159. Loos, Die Schußbrüche des Unterkiefers. Bruns Beitr. z. klin. Chir. 98. H. 1. S. 73.
160. Maas, Doppelseitige Hypoglossusverletzung. Neurol. Zentralbl. 1915. Nr. 23. S. 918.
161. *Maier, Trigeminus-Neuralgie und Anästhesie des Ganglion Gasseri. Münch. med.
Wochenschr. 1916. Nr. 15. S. 1583.
162. Marguliès, Periphere Fazialislähmung mit fehlendem Bellschen Phänomen. Klin.
Monatsbl. z. Augenheilk. Januar 1917.
163. Matti, Ergebnisse der bisherigen kriegschirurgischen Erfahrungen. Deutsche med.
Wochenschr. 1916. Nr. 30. S. 909.
164. Mayrhofer, Zur primären Knochennaht bei Schußfrakturen des Unterkiefers.
Wien. klin. Wochenschr. 1916. Nr. 8. S. 227.
165. — Mundschleimhaut-, Wangen- und Lippenplastik nach Schußverletzungen des
Gesichts und Oberkiefers. Österr.-ungar. Vierteljahrsschr. f. Zahnheilk. 1916. Nr. 2.
166. — und v. Arkövy u. a., Die Kieferschußverletzungen und ihre Behandlung.
Zentralbl. f. Mund- u. Kieferchirurgie u. Grenzgeb. 2. H. 1 u. 2.
167. Melchior, Klinische Beiträge zur Kenntnis der ruhenden Infektion. Bruns Beitr.
z. klin. Chir. 103. H. 2. S. 284.
168. Misch und Rumpel, Die Kriegsverletzungen der Kieferknochen und der be-
deckenden Weichteile. Die Kriegsverletzungen der Kiefer und der angrenzenden
Teile. Meusser, Berlin. 1916.
169. *Momburg, Die kosmetische Behandlung der Fazialislähmung nach Busch. Berl.
klin. Wochenschr. 1910. Nr. 24. S. 1115.
170. Most, Zur Frage der rezidivierenden und „ruhenden" Infektion. Münch. med.
Wochenschr. 1915. Nr. 34. S. 1161.
171. Moskowicz, Beobachtung einer „sympathischen" Parotitis nach Schußverletzung.
Militärarzt 1915. Nr. 8.
172. — Über Verpflanzung Thierschscher Epidermisläppchen in die Mundhöhle. Arch.
f. klin. Chir. 108. H. 2. S. 216.
173. Müller-Widmann, Über die Behandlung von Kieferfrakturen. Bern, Verlag
A. Francke. 1916.
174. v. Mutzschenbacher, Über plastische Operationen zum Ersatz des Defektes der
ganzen Unterlippe. Bruns Beitr. z. klin. Chir. 103. H. 5. S. 706.
175. *Neugebauer, Tödliche Luftembolie nach Lufteinblasung in die Oberkieferhöhle.
Zentralbl. f. Chir. 1917. Nr. 7. S. 140.
176. Neisser, Über Bleischäden nach Steckschuß. Münch. med. Wochenschr. 1917.
Nr. 7. S. 233.
177. *Nicoladoni, Über Fisteln des Ductus Stenonianus. Chirurg. Kongr. 1896. I. Teil.
S. 81.
178. *Oehl, La saliva umana studiata colla siringagione dei condotti ghiandolari. Pavia
1864.
179. Oehlecker, Okzipitalneuralgien als Spätfolge von Schädelverletzungen. Deutsche
med. Wochenschr. 1917. Nr. 11. S. 329.
180. — Ersatz des Augapfels durch lebenden Knochen. Zentralbl. f. Chir. 1915. Nr. 24.
S. 425.
181. Overgaard, Saugglockenbehandlung zur Narbenlösung. Münch. med. Wochenschr.
1917. Nr. 6. S. 202.

182. Partsch (Breslau), Beurteilung Kieferverletzter hinsichtlich ihrer Diensttauglichkeit und Erwerbsfähigkeit. Ärztl. Sachverst.-Ztg. 1917. Nr. 8 u. 9.

183. *Payr, Über osteoplastischen Ersatz nach Kieferresektion durch Rippenstücke mittelst gestielter Brustwandlappen oder freier Transplantationen. Zentralbl. f. Chir. 1918. S. 1065.

184. *— Zur Technik der Blutgefäß- und Nervennaht. Verwendung eines resorbierbaren Materials. Arch. f. klin. Med. 62. S. 67.

185. *— Verwendung des Magnesiums für resorbierbare Darmknöpfe und andere chirurgische technische Zwecke. Ebenda 1901. Nr. 20. S. 513.

186. Perthes, Periphere Nerven. Kriegschirurgie Borchard-Schmieden. 1917. Kap. IX. S. 274.

187. — Zur operativen Behandlung der Parotisfisteln nach Schußverletzungen. Zeitschr. f. Chir. 1917. Nr. 13. S. 257.

188. — *Über Nervenregeneration nach Extraktion von Nerven wegen Trigeminusneuralgie. Deutsche Zeitschr. f. Chir. 77. H. 4/6. S. 401.

189. *— Ist homoioplastische Hautverpflanzung unter Geschwistern der Autotransplantation gleichwertig? Zentralbl. f. Chir. 1917. Nr. 20. S. 426.

190. — Über Fernschädigungen peripherischer Nerven durch Schuß und über die sogenannten Kommotionslähmungen der Nerven bei Schußverletzungen. Deutsche med. Wochenschr. 1916. Nr. 28. S. 842.

191. — Lappenvorbereitung in situ. Neuer Weg zur Bildung langer plastischer Lappen. Zentralbl. f. Chir. 1917. Nr. 29. S. 541.

192. Pichler, Über Knochenplastik am Unterkiefer. Arch. f. klin. Chir. 108. H. 4. S. 695.

193. — Über Knochenplastik am Unterkiefer. Wien. klin. Wochenschr. 1917. Nr. 6. S. 188.

194. Pierre-Robin, Kriegschirurgie und die funktionelle Wiederherstellung des Unterkiefers bei Substanzverlusten. Berl. klin. Wochenschr. 1917. Nr. 26. S. 637. (Origin.: La presse méd. 1917. Nr. 4. S. 35.)

195. Port, Die Organisation der zahnärztlichen Hilfe im Felde. Deutsche zahnärzt. Wochenschr. 18. Nr. 1. 1915.

196. — Naturhistorisch-medizinischer Verein zu Heidelberg. Münch. med. Wochenschr. 1916. Nr. 21. S. 760.

197. — Kieferplastik. Deutsche med. Wochenschr. 1916. Nr. 12. S. 371.

198. — Kieferbrüche und -plastik. Bruns Beitr. z. klin. Chir. 98. H. 5. S. 708.

199. Posta, Die Nachbehandlung der Kieferverletzungen. Samml. von Vorträgen aus dem Gebiete der Zahnheilkunde. Leipzig 1916. Dyksche Buchhandl.

200. Pordes, Ein Kriegsjahr Röntgenologie im Spital für Kieferverletzte. Österr. Zeitschr. f. Stomatol. 1917. S. 243.

201. Rassiga, Über die Behandlung von Narben und deren Folgezustände mit Cholinchlorid. Münch. med. Wochenschr. 1916. Nr. 32. S. 1151.

202. *Rehn, Fettransplantation. Versamml. d. Gesellsch. Deutsch. Naturf. u. Ärzte. Königsberg 1910.

203. *— und Wakabaiashy, Die Hornbolzung im Experiment und in ihrer klinischen Verwendung. Arch. f. klin. Chir. 96. H. 2. S. 449.

204. — Über freie Gewebsverpflanzung im Felde. Bruns Beitr. 106. H. 3. S. 417. 1917.

205. Reichel, Die Behandlung von Pseudarthrosen infolge Knochendefektes durch Verpflanzung von Haut-Periost-Knochenlappen, insbesondere bei Brüchen des Unterkiefers. Deutsche Zeitschr. f. Chir. 138. H. 5/6. S. 321.

206. *Reinhardt, Die Vorzüge der Novokain-Leitungsanästhesie vor der Inhalationsnarkose. Deutsche Zeitschr. f. Chir. 139. H. 5. S. 110.

207. — (Leipzig), Über Latenz von Bakterien bei Kriegsverwundungen. Münch. med. Wochenschr. 1916. Nr. 36. S. 1304.

208. Römer, Mitteilungen aus dem Straßburger Lazarett für Kieferverletzte. Deutsche Zahnheilk. H. 35.

209. — und Lickteig-Riechelmann, Mitteilungen aus dem Straßburger Lazarett für Kieferverletzte.

210. Rödiger, Eine neue Art der Immobilisierung der Unterkieferbrüche. Münch. med. Wochenschr. 1916. Nr. 30. S. 1101.

211. Rost, Gesicht und Mundhöhle. Kriegschirurgie. Borchard-Schmieden. Pap. II. S. 453.
212. Rosenthal, W., Über muskuläre Neurotisation bei Fazialislähmung. Zentralbl. f. Chir. 1916. Nr. 24. S. 489.
213. — Verschluß traumatischer Gaumendefekte durch Weichteile des Gesichts. Zentralbl. f. Chir. 1916. Nr. 29. S. 596.
214. — Erfahrungen auf dem Gebiete der Uranoplastik. Deutsche Zeitschr. f. Chir. 140. S. 50.
215. *Rott, Über Sensibilitätsstörung bei peripherer Fazialislähmung. Inaug.-Diss. Berlin 1914. Ref. Neurol. Zentralbl. Nr. 20. S. 853.
216. Sachse und Schwarz, Über eine neue Methode, zerschossene und verunstaltete Augenhöhlen zu dehnen und zu formen. Münch. med. Wochenschr. 1916. Nr. 51. S. 1815.
217. Salomon und Szabo, Röntgenologische Kontrolle der Diagnostik und Therapie bei Kieferbrüchen. Deutsche Zahnheilk. Nr. 38. 1916.
218. *Sasaki, Über die Behandlung der Pseudarthrosen durch Injektion von Periost-emulsion. Deutsche Zeitschr. f. Chir. 109. H. 5/6. S. 595.
219. Seefisch, Zur Frage der offenen Wundbehandlung im Kriege. Bruns Beitr. z. klin. Chir. 100. H. 1. S. 19.
220. Seidel, Über Verletzungen und Erkrankungen der Nase und ihrer Nebenhöhlen im Kriege und ihre Behandlung. Münch. med. Wochenschr. 1915. Nr. 24. S. 825.
221. Seiffert, Wiederherstellung der Gesichtssymmetrie bei einseitiger Fazialislähmung durch Naht mit paraffinierten Seidenfäden. Arch. f. Ohrenheilk. 99. 1 u. 2.
222. *Siebenmann, Ein- und gleichseitige Lähmung der Vagus accessorius glossopharyn-geus-Gruppe als Folge von Schädelbruch. Zeitschr. f. Ohrenheilk. 65. S. 114. 1912.
223. *Silex, Lidbildung mit stiellosem Hautlappen. Klin. Monatsbl. f. Augenheilk. 1896. S. 58.
224. Soerensen, Über Knochentransplantation bei Unterkieferdefekten. Chirurg und Zahnarzt. Berlin 1917. H. 1.
225. *Sudeck, Zur Altersatrophie und Inaktivitätsatrophie der Knochen. Fortschr. auf d. Geb. d. Röntgenstr. 3. 1900.
226. — Über die chirurgische Behandlung der Pseudarthrosen. Deutsche med. Wochenschr. 1917. Nr. 6. S. 169.
227. Schaffer, Ossifikationsfragen, Transplantation und Unterkiefervereinigung. Wien klin. Wochenschr. 1916. Nr. 22. S. 669.
228. — Bemerkung zu der Mitteilung von Haß: Beitrag zur Frage des Verhaltens eines transplantierten Knochens. Wien. med. Wochenschr. 1916. Nr. 26. S. 824.
229. *Schepelmann, Alloplastischer Nasen- und Ohrenersatz. Deutsche Zeitschr. f. Chir. 134. S. 431.
230. *— Meloplastik der Wange wegen Ca. durch Stiellappen aus Hals und Brust. Ebenda 133. S. 270.
231. Schloffer, Autoplastischer Ersatz großer Teile des Unterkiefers. Deutsche med. Wochenschr. 1916. Nr. 27. S. 840.
232. Schmieden, Über Kiefer- und Gaumenschüsse. Münch. med. Wochenschr. 1916. Nr. 42. S. 1492.
233. Schmidt, Sicherung der Thierschschen Hauttransplantation. Deutsche med. Wochenschr. 1917. Nr. 13. S. 400.
234. Schmolze, Über die Behandlung der Pseudarthrosen und Knochendefekte nach Schußbrüchen des Unterkiefers. Bruns Beitr. z. klin. Chir. 106. H. 1. S. 117.
235. Schröder, Kiefer. Kriegschirurgie Borchard-Schmieden. Kap. V. S. 525.
236. *— Frakturen und Luxationen der Kiefer. Berlin, Meusser. 1911.
237. — Frakturen der Kiefer. Deutsche med. Wochenschr. 1916. Nr. 8. S. 241.
238. — Gesichtsplastik, Kieferverletzungen, Bruns Beitr. z. klin. Chir. 100. H. 2. S. 242.
239. — Zur Behandlung der Kieferverletzten in Feld- und Kriegslazarett. Bruns Beitr. z. klin. Chir. 97. H. 3. S. 320.
240. Schuster, Demonstration zur Kriegsneurologie. Neurol. Zentralbl. 1917. Nr. 2. S. 91.
241. Steinkamm, Eine neue Methode zur Dehnung der Kiefermuskeln und -bänder nach Schußverletzungen. Deutsche zahnärztl. Wochenschr. 1915. 18. Nr. 11.

242. Steinkamm, Schußverletzungen der Kiefer und ihre Behandlung. Münch. med. Wochenschr. 1914. Nr. 49. S. 2353.
243. Steinschneider, Zwei neue Hilfsmittel zur Kieferbruchbehandlung. Österr. Zeitschr. f. Stomatol. 1917. S. 209.
244. *Steinthal, Beiträge zur Rhinoplastik der italienischen Methode. Bruns Beitr. z. klin. Chir. 94. H. 2. S. 424.
245. — Plastische Demonstrationen. Bruns Beitr. z. klin. Chir. 98. H. 5. S. 695.
246. Stock, Über Kriegsverletzungen an den Augen. Med. Klinik 1917. Nr. 14. S. 405.
247. *Sternberg, Fazialislähmung. Zeitschr. f. klin. Med. 1914. 52.
248. *Tietze, Die intrakraniellen Verletzungen der Gehirnnerven. Neue deutsche Chir. 1916.
249. *Trendelenburg, Verletzungen und chirurgische Erkrankungen des Gesichts. Deutsche Chirurgie 1886—1913.
250. Turnovszky, Ein Wort zur Behandlung der Kieferschußverletzungen. Militärarzt 1915. Nr. 11.
251. Uhthoff, Zwei Fälle von Trigeminus-Läsion durch Schußverletzung. Klin. Monatsbl. f. Augenheilk. 54. 1915. April, Mai.
252. Unger, Zur Behandlung von Pseudarthrosen mit Bergels Fibrininjektion. Berl. klin. Wochenschr. 1916. Nr. 34. S. 940.
253. Unterberger, Verein für wissenschaftliche Heilkunde. Königsberg. Deutsche med. Wochenschr. 1916. Nr. 28. S. 866.
254. Vogel, Weitere Erfahrungen über die Verwendung von Silberplättchen in der Chirurgie. Zentralbl. f. Chir. 1915. Nr. 26. S. 460.
255. Wagner, Beobachtungen über den Einfluß der Kiefer- und schweren Gesichtsverletzungen auf die Psyche. Österr. Zeitschr. f. Stomatol. 1917.
256. Walkhoff, Über die Notwendigkeit sofortiger und ausreichender Hilfe bei Kieferverletzten. Münch. med. Wochenschr. 1915. Nr. 10. S. 346.
257. Warnekros, Der Kriegszahnarzt. Berlinsche Verlagsanstalt 1915.
258. — Allgemeines über Schienenbehandlung bei Kieferbrüchen und die Befestigung von Goldschienen. Chirurg u. Zahnarzt 1917. H. 1. S. 25.
259. Weiser, Ein Jahr chirurgisch-zahnärztlicher Tätigkeit im Kieferspitale. Österr. Zeitschr. f. Stomatol. 1917.
260. — Bei der Behandlung der bei Kieferschußverletzungen bisher beobachteten Störungen in der Knochenheilung und Methoden zu ihrer Behebung. Ebenda H. 1. 1916.
261. — Eine neuartige Pflegestätte kieferverletzter Offiziere und Mannschaften. Wien. klin. Wochenschr. 1915. Nr. 52.
262. *Wertheim, Zur operativen Behandlung der Fazialislähmung. Deutsche Zeitschr. f. Chir. 137. S. 145.
263. Wierzejewski, Die freie Faszienüberpflanzung. Münch. med. Wochenschr. 1916. Nr. 24. S. 875.
264. *Williams, General principles to be observed in bone transplantation. Med. record. 90. H. 12. Sept. 1916.
265. Williger, Chirurgische Verbandlehre für Zahnärzte. Die Weichteilverletzungen des Gesichts. Samml. Meusser. 1916. H. 4.
266. — Die Schußverletzungen der Kiefer. Zeitschr. f. ärztl. Fortbild. 1915. Nr. 17.
267. — Die Verletzungen des Gesichts. Deutsche med. Wochenschr. 1916. Nr. 8. S. 224.
268. Wilms, Unterlippen- und Wangenplastik. Bruns Beitr. z. klin. Chir. 98. H. 5. S. 704.
269. — Kieferplastik. Deutsche med. Wochenschr. 1916. Nr. 12. S. 371.
270. — Naturhistorisch-medizinischer Verein zu Heidelberg. Münch. med. Wochenschr. 1916. Nr. 21. S. 760.
271. Wörner und Eberhard, Unsere Erfahrungen über Kieferschußverletzungen. Bruns Beitr. z. klin. Chir. 103. H. 2. S. 224.
272. Wunschheim, Über Pseudarthrosen des Unterkiefers. Österr. Zeitschr. f. Stomatol. 1917. S. 163.
273. — Erfahrungen über Kieferschüsse. Urban & Schwarzenberg. 1916.
274. Zoller, Granatverletzung der rechten Gesichtshälfte. Deutsche med. Wochenschr. 1916. Nr. 38. S. 1180.
275. Zimmermann, Über Schußverletzungen der Nase und ihrer Nebenhöhlen. Arch. f. Ohren-, Nasen- u. Kehlkopfkrankh. 98. H. 4.
276. Zinßer, Künstliche Nasen. Bruns Beitr. z. klin. Chir. 98. H. 5. S. 704.

I. Allgemeiner Teil.

Einleitung.

Notwendigkeit des Zusammenwirkens von Chirurgen und Zahnarzt. Einrichtung besonderer Lazarettabteilungen in der Heimat.

Kaum ein Sondergebiet der Kriegschirurgie spiegelt die Fortschritte vorausgegangener Friedensjahre in gleichem Maße wieder, wie das der Gesichtsverletzungen, wenn man die therapeutischen Erfolge mit denen der vorausgegangenen Kriege vergleicht. Während diese Verletzten früher in der Regel als dauernd verunstaltet gelten mußten, gelingt es heute in der großen Mehrzahl der Fälle, die zerstörten Teile wieder aufzubauen und ihre Funktion wieder herzustellen. Dies beruht einmal auf der früher nicht ausgenutzten Möglichkeit der freien, autoplastischen Gewebstransplantation, zum anderen darauf, daß die Notwendigkeit gemeinschaftlicher chirurgischer und zahnärztlicher Arbeit nicht nur bei den Kieferschußbrüchen, sondern auch bei dem Wiederaufbau der übrigen zerstörten Teile des Gesichts allgemein anerkannt wurde. Man kann dieses bedeutsame Ergebnis der Kriegschirurgie, das sicher auch heilsame Folgen für die Friedenszeit haben wird, nicht genug würdigen. Daß der Gesichtschirurg außer durch die zahnärztliche Technik auch von seiten des Rhino-Otologen, des Ophthalmologen und des Nervenarztes Rat und Hilfe fand, versteht sich von selbst. Nicht unerwähnt soll bleiben, daß auch diese Sondergebiete Unterstützung durch den Zahnarzt erfahren haben (Krückmann, Ehricke).

Es ergab sich, daß die gemeinschaftliche chirurgisch-zahnärztliche Behandlung der Kieferverletzten schon mit Rücksicht auf die meist längere Dauer des Heilverfahrens am besten in besonderen Lazaretten der Heimat durchgeführt werden konnte. Auf diese Art wurde zu gleicher Zeit auch eine Zusammenlegung vieler Gesichtsverwundungen erzielt, deren operative, plastische Behandlung man in manchem Korpsbereiche sogar einem hierfür besonders geeigneten Chirurgen übertrug. Dieses Verfahren, das sowohl in Deutschland, wie in Österreich (Esser) Anwendung fand, konnte man im Interesse sowohl der Verwundeten, wie der Heeresleitungen nur gutheißen; hat doch das Gebiet der plastischen Chirurgie tatsächlich von jeher eine gewisse Sonderstellung eingenommen, da es eine nicht jedem verliehene künstlerische Begabung voraussetzt.

1. Die Wirkung der Geschosse auf die Weichteile und das Skelett des Gesichts.

Über die Häufigkeit der Gesichtsverletzungen bedarf es angesichts der Tatsache, daß nie zuvor ein derartig langer Schützengrabenkrieg geführt wurde, keiner weiteren Erörterung. Der obere Teil des Körpers, besonders der Kopf, ist bei dieser Kampfesweise den Geschossen natürlich in relativ höherem Maße ausgesetzt, als beim Bewegungskrieg. v. Brunn beobachtete, um nur ein Verhältnis anzugeben, unter 297 Kopfverletzungen 104 des Gesichts, von denen jedoch nur 4 bald tödlich verliefen.

Die zerstörende Wirkung der Projektile, vor allem der Infanteriegeschosse auf den Gesichtsschädel, ist nun eine auffallend verschiedene. Wir sehen viele

Fälle, bei denen Ein- und Ausschuß klein sind und der ganze Schaden bald
ausheilt. Wir sehen aber auch solche mit winziger Einschußöffnung
und großem, breiten Ausschuß und mit Zerstörung ganzer Gesichtshälften.
Diese Verletzungen, von den Verwundeten selbst häufig auf „Explosionsgeschoß-
wirkung" geschoben, haben ihre Ursache hauptsächlich darin, daß Infanteriegeschosse, wenn sie in die lufthaltigen Hohlräume des Gesichts oder in den
Mund dringen, nicht selten allein infolge des wechselnden Widerstandes zu
Querschlägern werden (Gutmann, Müller-Widmann). Ob bei Schüssen

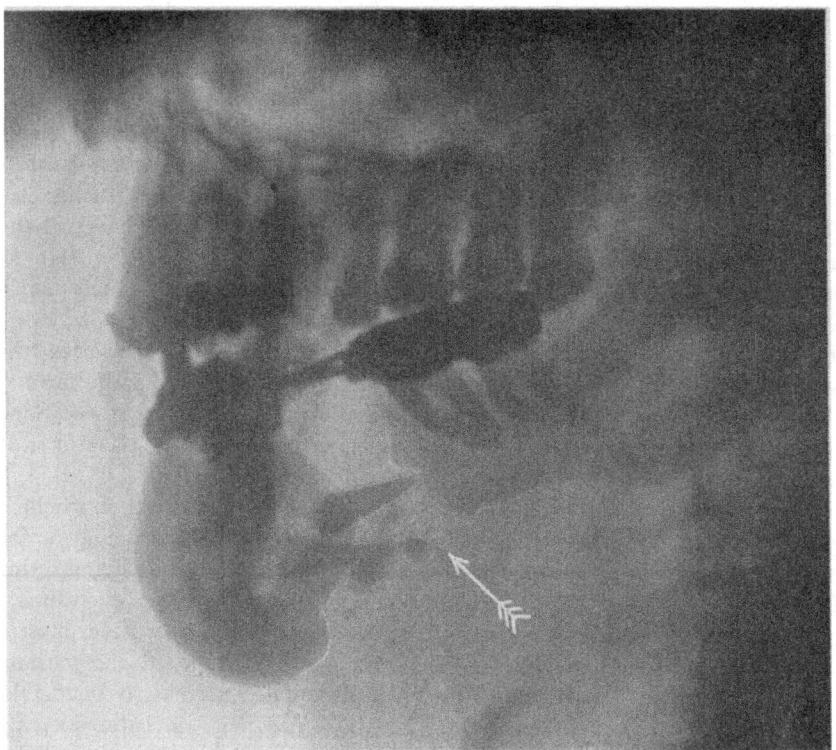

Abb. 1. Unterkieferdefekt. Indirekte Geschoßwirkung zweier Zähne, die im
Zungengrund liegen.

in die pneumatischen Höhlen sich auch die Wirkung des Luftdruckes geltend
macht, sei dahingestellt.

Auffallend war mir bei über 50 Oberkieferhöhlen, die zu öffnen ich Gelegenheit hatte, wie oft die dünne faziale Wand des Antrums nach außen gedrückt
und zersplittert war, obwohl der Schußkanal in ganz anderer Richtung durch
den Oberkiefer verlief.

Zur Entstehung großer Ausschüsse und zum Verlust wertvoller Weichteile und Knochenpartien trägt auch die am Gesichtsschädel häufig zu beobach-
tende sekundäre Geschoßwirkung getroffener Teile bei. Splitter des
harten Kieferknochens, auch Zähne und Zahnfüllungen (Loos, Misch, Pfaff)
werden, vom Projektil mitgerissen, selbst zu Geschossen und helfen das Werk
der Zerstörung vergrößern.

Wenn man von typischen Verwundungen reden will, so wäre der häufigen Erscheinung zu gedenken, daß wir einen kleinen Einschuß am linken Oberkiefer, auf der Wange, neben der Nase oder unter dem Auge vor uns haben und einen großen Ausschuß am rechten Unterkieferwinkel mit Fraktur daselbst, die nicht selten zu einer Pseudarthrose führt. Der Schuß hat getroffen, während der Verletzte selbst im Anschlag lag (Port).

Die Steckschüsse des Gesichtsschädels verdienen aus mancherlei Gründen besondere Beachtung. Die Entfernung des Projektils ist bei Bleigeschossen zunächst erforderlich, da man neben der allgemeinen Wirkung der Bleigeschosse auf Blutbild und Nieren noch eine lokale toxische Wirkung auf das benachbarte Gehirn (Neisser), eine Stomatitis saturnalis oder eine Kiefernekrose zu befürchten hat.

Ferner ist die Entfernung geboten, wenn die Fremdkörper, in der Nähe der Trigeminus-Austrittsstellen sitzend, Neuralgien oder Anästhesie unterhalten (Alexander). Ebenso, wie hier nach Geschoßentfernung häufig sofortige Besserung eintritt, können sich auch motorische Lähmungen verlieren, wie wir am Fazialis und Hypoglossus beobachteten. Daß Steckschüsse der Kaumuskeln Kieferklemme bedingen, wie Alexander und Fabian beschrieben, ferner Steckschüsse des Mundbodens und der Zunge Störungen beim Schlucken und Sprechen verursachen, ist erklärlich. Zum baldigen Eingreifen sollten uns vor allem auch Kugeln und Kugelreste veranlassen, die sich in den pneumatischen Höhlen des Gesichts befinden, da sich bei längerer Anwesenheit von Fremdkörpern fast ausnahmslos Empyeme entwickeln. Schließlich sei noch der seltenen Erscheinung gedacht, daß Geschoßsplitter, häufiger wohl noch Knochenteilchen, die Ausführungsgänge der Sublingual- und Submaxillardrüse verlegen können. Vor der Entfernung der Projektile ist sehr genaue Röntgenuntersuchung, am besten stereoskopische Aufnahmen (Hauptmeyer, Schoenbeck), dringend zu empfehlen. Wo irgend angängig, wird man sich beim Aufsuchen der Fremdkörper nach Grashey und Holzknecht des direkten Röntgenlichts bedienen. An der Front sind hierfür bereits eigene Steckschußlazarette eingerichtet, z. B. in Tournai.

2. Die erste Wundversorgung und die Hilfeleistung bei lebensbedrohenden Vorgängen.

Die erste Hilfeleistung ist für die Gesichtsverletzten nicht ohne Wichtigkeit. Sie kann sogar ausschlaggebend für später werden, wenn es sich um eine gleichzeitige Kieferfraktur handelt. Schon der erste Verband, der auf dem Abtransport bisweilen tagelang liegen bleibt, kann Schaden stiften. Ein Kopfwickelverband in Capistrumform, der außer dem zerschmetterten Bogenstück der Mandibula die zerfleischte Unterlippe und die Weichteile des Kinns halten soll, begünstigt durch seine horizontalen Touren die Dislokation der Unterkieferfragmente und die Entstehung eines Vogelgesichtes (Bruhn, Hauptmeyer, Schröder).

Er ruft ferner Verwachsungen zwischen der verletzten Wangen- und Lippenschleimhaut und dem Zahnfleisch und auf diese Weise eine Verkleinerung des Mundvorhofes hervor, woraus sich nicht nur Bewegungsstörungen für Kiefer, Lippen und Zunge ergeben, sondern auch die spätere Anbringung eines Zahnersatzes außerordentlich erschwert, ja unmöglich werden kann. Ein solcher Kopfverband preßt sehr bald auch die Unter- und Oberkiefer- hälften seitlich zusammen, wodurch die Artikulation aufgehoben wird und die äußere Form des Gesichts schwere Entstellungen erleidet. Er begünstigt endlich das Entstehen einer Kieferklemme.

Ähnlich wie die Capistra wirken fest angezogene „Schleudern", sowohl die Funda mandibulae, wie die Funda nasi, bei längerer Anwendung. Nach Schußbrüchen des Nasenstützgerüstes kann eine Funda die Entwicklung einer Sattelnase, die Entstehung von Synechien im Naseninnern, Verbiegungen der Nasenscheidewand wie der Muscheln mit Behinderung der Nasenatmung begünstigen. Ein improvisierter zahnärztlicher Fixationsapparat hilft die Funktionsbeeinträchtigung des Organs meist vermeiden (Ahrend). Zum

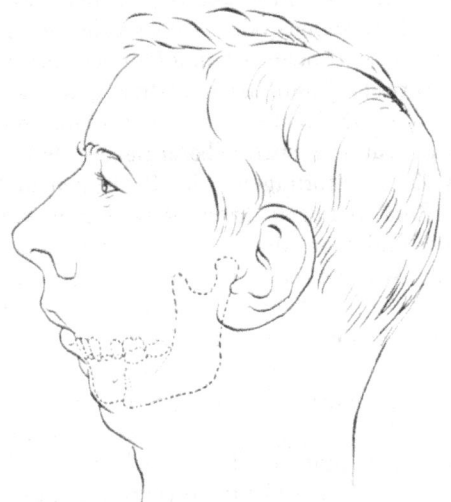 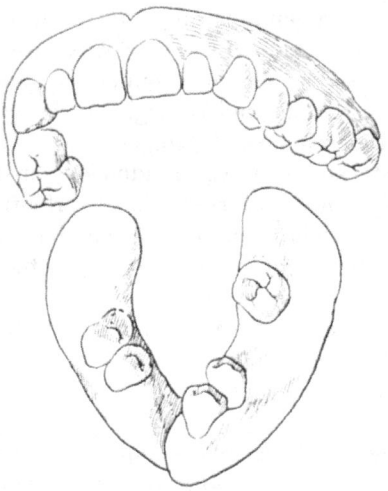

Abb. 2. Vogelgesicht, dessen Entstehung durch langes Tragen eines Kopfwickelverbandes be- günstigt wurde.

Abb. 3. Unterkieferfragmente, durch Kinnverband zusammengepreßt.

mindesten ist bald nach der Verletzung die Einführung von Gummiröhren in die Nasengänge erwünscht (Hauptmeyer).

An Stelle der Capistra und der Schleuderverbände sind besonders bei gleichzeitiger Kieferfraktur alsbald Bandagen von der Art des Rhütenickschen anzulegen (Schröder). Oder man fertigt, wie Hauptmeyer und Ganzer zeigten, nachgiebige, federnde Stütz- und Halteverbände aus Taillenband, Stücken einer Gummibinde oder Drahtspiralen, wobei der Unterkiefer auch in einer Gipskappe Platz finden kann. An Stelle einer Kopfhaube findet die Feldmütze Verwendung.

Diese rasch herzustellenden Apparate haben den Vorteil, daß sie den verletzten Teilen Ruhe gewähren und doch die Bewegung des Unterkiefers nicht ganz aufheben. Ferner ermöglichen sie uns jederzeit ein Betrachten der Weichteilwunden, ohne daß durch Abnehmen des Verbandes die frakturierten Knochen wieder aus ihrer Lage geraten. Im übrigen ist nach Anbringung der zahnärztlichen Schienenapparate bei den Gesichtsverletzten möglichst von der

offenen Wundbehandlung Gebrauch zu machen! Diese hat sich den meisten
Chirurgen schon zu Friedenszeiten nach Gesichtsplastiken, Hasenscharten-
operationen, Kieferresektionen usw. bewährt. Dies verdient auch bei den
Kriegsverletzungen ausgedehnte Verwendung. Abgesehen von Fällen, die
wegen Blutung eines Kompressionsverbandes bedürfen, sollte man eigentlich
nur nach freien Gewebsverpflanzungen einen Okklusivverband anlegen, da
auch hier ein leichter Druck und Schutz vor äußeren Insulten von nöten ist.
Den übrigen Fällen lasse man die Vorteile der offenen Wundbehandlung zugute
kommen. Es sei denn, daß man nach Plastiken durch Auflegen der Halsted-
schen Silberplättchen eine besonders kosmetisch wirkende Narbe erzielen zu

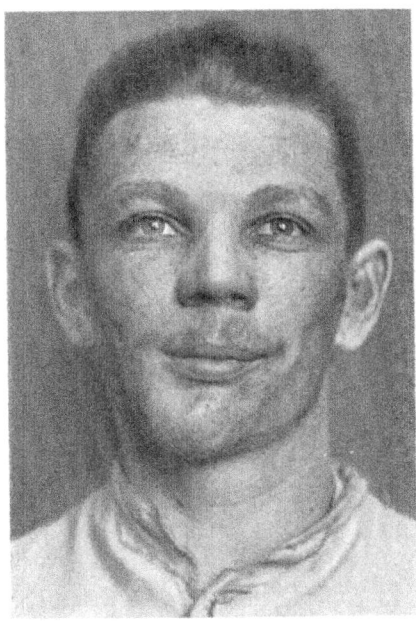 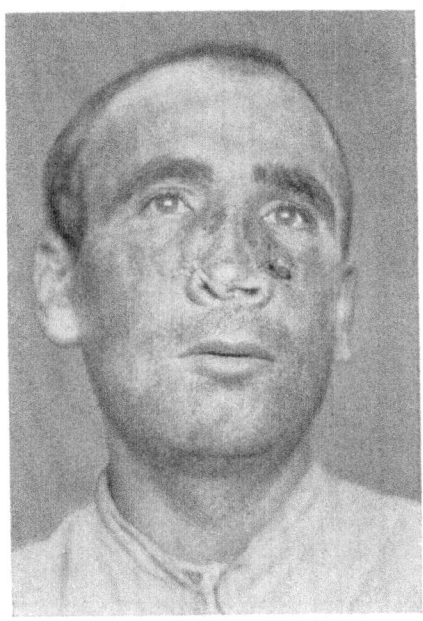

Abb. 4. Deformation des Kinns durch   Abb. 5. Knicknase, deren Entwickelung
          Kopfwickelverband.   einer festgeschnürten „Funda" zur Last
                                                          gelegt werden muß.

können glaubt (Lexer, Vogel) oder daß man zur Epithelisierung eines Haut-
defektes Scharlachsalbe und Pellidol (Bendorf) anwenden will. Bei den stark
sezernierenden Wunden, die mit der Mundhöhle in Zusammenhang stehen und
aus denen neben dem Eiter Speichel und Speisereste abfließen, bedarf es jedenfalls keiner abschließenden Verbände, sondern nur auffangender Behälter und
Saugkissen. Umfangreiche Verbände werden hier nur zu Bakterien - Brut-
schränken und rufen Ekzeme und Erysipele hervor. Die günstige Wirkung
von Luft und Licht kann man durch Anwendung der heißen Föhn-Dusche
und der künstlichen Höhensonne noch steigern, wodurch eine heilsame Anregung des reinigenden Säftezustroms und auf diese Weise schnelle Säuberung
und Verkleinerung der Wunden erreicht wird. Es ist natürlich zu beachten,
daß man bei dieser Behandlung tiefer gelegene Wunden keineswegs ohne Drainage
lassen kann, da ja die „Wundatmung" eine Ansammlung von Blut und Eiter

in tieferen Schichten nicht verhindert (O. Braun). Auch wird man noch genügend Gelegenheit haben, die verbandlose Zeit gelegentlich durch Anlegung
eines feuchten Verbandes zu unterbrechen, dem man neben seinen subjektiv
angenehm wirkenden Eigenschaften durch Fortlassen luftabschließender Stoffe
eine gute Saugwirkung verleiht (Lexer).

　　Neben der durch Heißluft und Höhensonne hervorgerufenen aktiven
Hyperämie kann auch die Erzeugung einer passiven Blutüberfüllung durch
Anlegen der Klappschen Saugnäpfchen von Nutzen sein. Bei rationeller Durch-

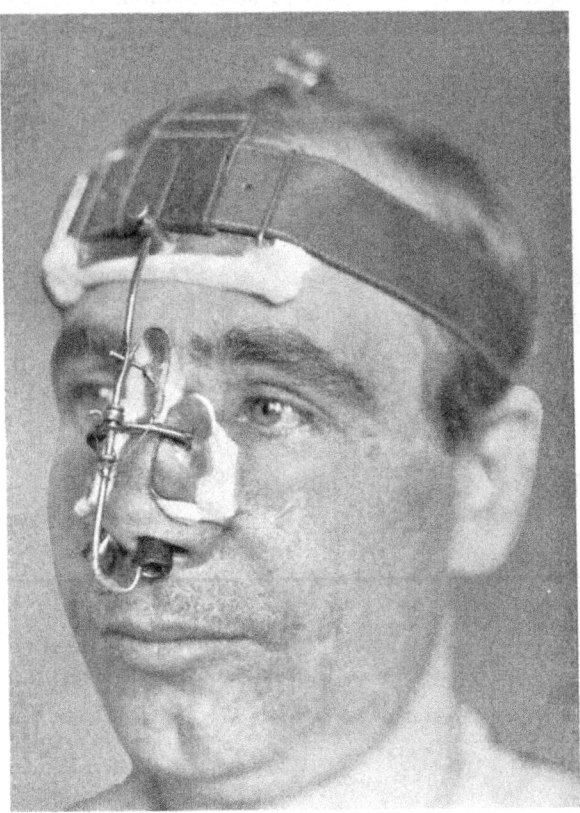

Abb. 6. Fall 5 nach Aufrichtung der Nase mit dem Nasenformer.

führung erzielt man hiermit zweifellos gute Erfolge. Durch die Saugwirkung
werden mit der aus den Geweben entfernten Flüssigkeit nicht nur Bakterien
und Toxine fortgeschwemmt und Leukozyten angelockt, sondern auch Fremdkörper und Knochensplitter aus der Tiefe der Wunde an die Oberfläche gebracht,
so daß sie leicht entfernt werden können. Die nach der Saugbehandlung auftretende ödematöse Durchtränkung der Wundhöhle trägt außerdem zu ihrer
Verkleinerung bei (Fehling). Durch sofortiges Saugen beim Eintritt einer
Nahtnekrose oder einer Stichkanaleiterung kann man überdies manche freie
Autoplastik retten, was besonders nach Knochentransplantationen wertvoll ist
(Lindemann).

Den zertrümmerten Knochen des Gesichtsschädels gegenüber verhalten wir uns so konservativ wie möglich. Bei den Gesichtsknochen kann schon die Wegnahme kleiner Knochenspangen empfindliche Entstellungen und Funktionsstörungen zur Folge haben, während andrerseits jeder nicht völlig losgelöste Splitter oder Periostfetzen wieder einheilen und zum Wiederaufbau der meist bestehenden Knochendefekte dienen kann. Das hat sich, wie bei allen Zertrümmerungsfrakturen, so ganz besonders bei denen des Gesichts und der Kiefer immer wieder gezeigt. Selbst dann, wenn die Splitter durch die Wirkung der Infektion nekrotisch geworden sind, dienen sie bis zur Abstoßung als Stützgerüst für das den verloren gehenden Knochen ersetzende Periost. Durch Exkochleieren der Wunde und radikales Fortnehmen halb gelöster Splitter erreichen wir nur Defekte und Pseudarthrosen oder wir veranlassen das Einfallen der Weichteile, Entstellungen oder Funktionsstörungen. Bei der ersten Wundversorgung ist also alles gewaltsame Entfernen von Knochensplittern und Periostteilen zu unterlassen. Wir entfernen nur ganz gelöste Splitter, während wir die unter Weichteilen liegenden, wenn sie irgend von Bedeutung für die Funktion des Knochens, in richtige Lage bringen und erhalten. Auch von den Weichteilen entfernen wir nur die gänzlich zertrümmerten oder offenbar der Ernährung beraubten Stücke. Die ganze Wunde wird schonend von Fremdkörpern und Schmutz gesäubert und, wenn nötig, an tiefster Stelle drainiert.

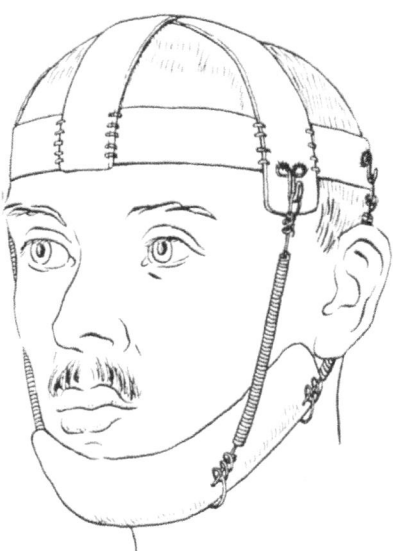

Abb. 7. Kinn-Gipskappe, mit Draht spiralen an Kopfbandage aus Taillenband befestigt, dient zur Ruhigstellung des Kiefers und als Verbandstoffträger.

Die Entfernung der Sequester verschieben wir auf später, wenn Fisteleiterung, Röntgen- oder Sondenuntersuchung das Vorhandensein von Nekrosen ergibt oder die profuse Eiterung ein Eingreifen nötig macht. Die Sequesterentfernung soll dann nach Klapp auf „physiologische" Art und Weise geschehen. Man soll den Granulationssack, der sich um die Sequester gebildet hat, nicht zerstören; denn dieser bedeutet einen Schutzwall und verhütet weitere Infektionen und Nekrosen. Schonend erscheint uns auch das Verfahren, durch Laminariastifte die Fisteln zu dilatieren, bis man das Knochenstückchen oder den Fremdkörper, der die Eiterung unterhält, entfernen kann (Flesch, Leser). Zu den chirurgischen Eingriffen, die früher allgemein üblich waren, auf Grund unserer Beobachtungen bei Kriegsverletzten aber völlig verlassen sind, gehört vor allem die primäre Knochendrahtnaht der Kieferfrakturen. Diese ist nicht nur zwecklos, sondern als schädlicher Kunstfehler zu erachten (Mayerhofer, Schröder, Pfaff, Bruhn, Rosenthal u. a.). Sie ist nicht imstande, die Schußbrüche der Kiefer so zu fixieren, daß es zur Wiederherstellung der Artikulation kommt. Die Drahtnaht unterhält nur die Eiterung, verursacht Knochennekrosen und kann den Anlaß zur Ausbildung einer Pseudarthrose

geben. Durch die Fortschritte der Orthodontie ist die Kieferdrahtnaht überflüssig geworden.

Von den lebensbedrohenden Erscheinungen, die entweder direkt
im Anschluß an die Verwundung oder später, etwa auf dem Transport, bei den
Gesichtsverletzungen auftreten können, sind zunächst die Blutungen zu
nennen, die zur Stillung am Orte der Not oder der Wahl Anlaß geben.

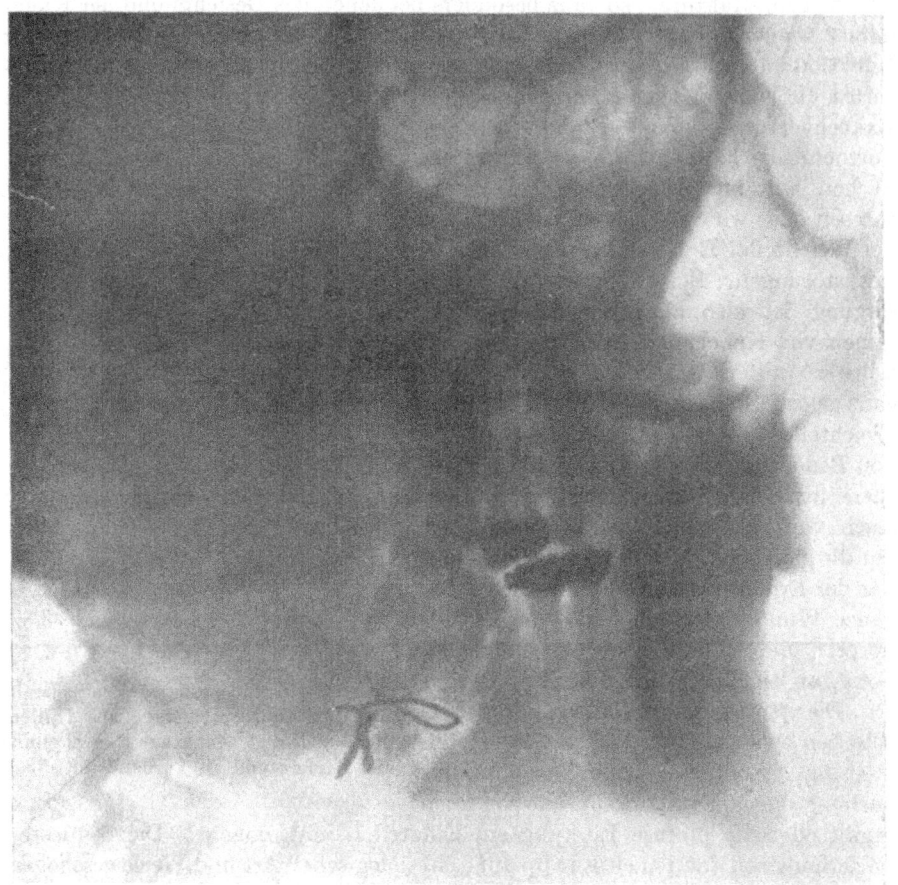

Abb. 8. Unterkieferdrahtnaht, im Felde gemacht. Mangelhafte Stellung der Bruchstücke.
Nekrose des Kieferknochens.

Von der letzteren werden wir vor allem Gebrauch machen, wenn es sich um eine
Verletzung der Maxillaris interna handelt oder wenn eine spontane Nachblutung
aus anderen Karotisästen eingetreten ist. Zu solchen Blutungen kann man
manchmal durch Entfernen von Knochensplittern oder Geschossen Anlaß geben,
weshalb Vorsicht am Platze ist. Nicht selten verschließt der Fremdkörper
gerade das verletzte Gefäß und man erlebt nach seiner Entfernung eine profuse
Blutung. Wir beobachteten Fälle, bei denen ein Schrapnell die Maxillaris interna
in der Flügelbeingrube, ein Knochensplitter die Arteria mandibularis, ein Zahn-
fragment die Arteria lingualis fest verstopft hatte. Nach Ligatur der Carotis

externa wird das Aufsuchen von Fremdkörpern auch in der Tiefe der Fossa pterygopalatina leicht und gefahrlos. Zur Unterbindung der Carotis communis wird man nur im äußersten Notfall greifen. Wir bekamen einen Verwundeten von 24 Jahren in Behandlung, der die Unterbindung dieses Gefäßes, die im Lazarettzug vorgenommen worden war, trotz seiner Jugend erst im Laufe vieler Monate überstand. Wochenlang traten bei ihm nach dem geringsten Versuch, sich zu erheben, tiefe Ohnmachten ein. Erst nach Jahresfrist ließen Kopfschmerzen und Schwindelgefühl nach, und der Kranke erholte sich.

Neben der Gefahr der Blutung besteht bei den Gesichtsverletzten die der Asphyxie. Diese kann sich nach vollständiger Zerschmetterung des Kinns, wodurch die Zunge ihren Halt verliert, so rasch entwickeln, daß nur sofortiges

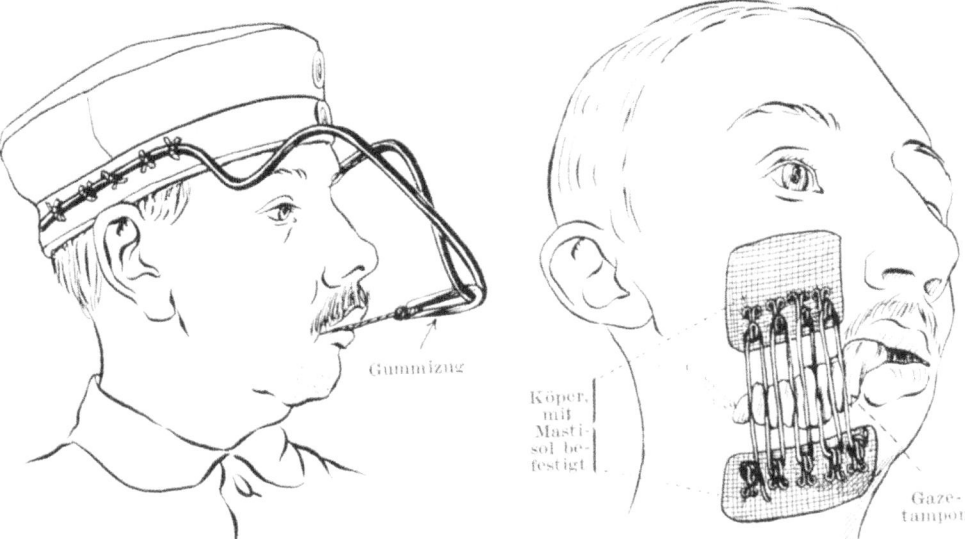

Abb. 9. Notverband zur Vorlagerung von Fragmenten des Ober- und Unterkiefers oder zum Halten der Zunge (nach Hauptmeyer).

Abb. 10. Heranziehung klaffender Weichteilwunden durch Verschnürung.

Eingreifen hilft. Will man eine Tracheotomie umgehen, so nutzt nur Anschlingen der Zunge an einen Faden und extraorale Fixierung dieses Zungenzügels an einem Drahtbügel, der etwa an der Mütze Halt findet (Buntschuh, Hauptmeyer).

Ist eine doppelseitige Unterkieferfraktur in der Gegend der Foramina mentalia erfolgt, so kann es ebenfalls, jedoch meist erst allmählich, zur Atembehinderung kommen. Das Kinnstück der Mandibula wird durch den Muskelzug nach hinten und unten disloziert. Die Zunge sinkt zurück und drückt auf die Epiglottis. So kann sich die Asphyxie, vom Kopfverband begünstigt, unbemerkt auf dem Transport entwickeln. Zahnärztliche Hilfe, Anbringung eines Extensionsverbandes, etwa nach der Art von Stenzel und Wieting, bei Zahnverlust auch Codivilla-Steinmannsche Nagelextension beseitigt die Gefahr am sichersten und besten (Bruhn-Lindemann). Eine Verlegung der Luftwege kann auch durch Stücke eines künstlichen Ge-

bisses (Buntschuh) oder durch Aspiration losgelöster, flottierender Weichteillappen aus der Tiefe des Rachens erfolgen. Die in den Kehlraum herabhängenden
Gewebslappen wird man entweder mit einem Scherenschlage entfernen oder
durch Naht fixieren und von einer Tamponade lieber absehen, die, infiziert und
gelockert, ihrerseits verhängnisvoll werden kann. Bei Blutungen in den Mund,
deren man nicht sofort Herr werden kann, oder bei drohendem Glottisödem
durch Fortschreiten von Phlegmonen ist rechtzeitige Tracheotomie selbstverständ-
lich, wenn möglich unter Zuhilfenahme der Trendelenburgschen Tamponkanüle.

3. Frühzeitige Weichteilnaht und Zeitpunkt für die Plastik.

Über unser Verhalten bei frischen Weichteilwunden des Gesichts mit
Lappenbildungen, Substanzverlusten und gleichzeitigen Kieferbrüchen sind

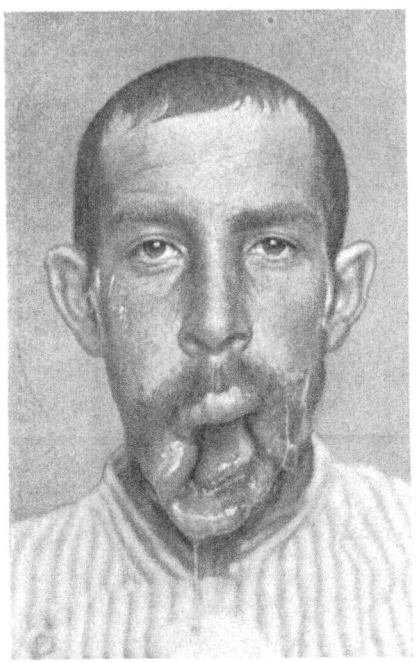 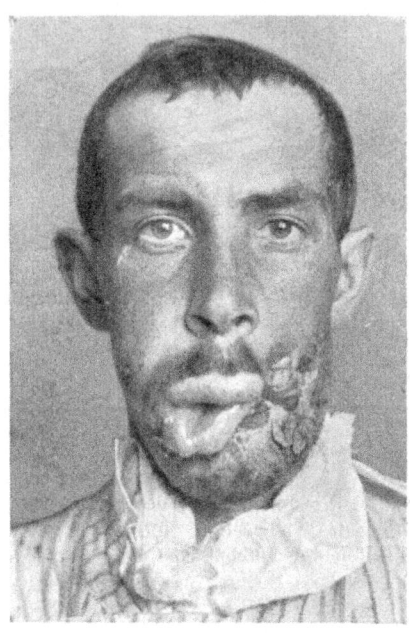

Abb. 11. Zertrümmerung der Unterlippe　　　　Abb. 12. Fall 11 nach frühzeitiger
des Kinnstücks.　　　　　　　　　　　　Weichteil-Bleiplättchennaht.

die Meinungen im chirurgischen, wie im zahnärztlichen Lager geteilt. Dem
Chirurgen erscheint es natürlich verlockend, die frische Wunde bis auf einige
Drainageöffnungen zu nähen, um von dem noch vorhandenen Material möglichst
viel zu retten und Verzerrungen der Gesichtsöffnungen vorzubeugen. Dagegen
verlangen die Zahnärzte mit Recht, daß überall, wo Weichteil- und Kieferverletzungen vorliegen, erst die Fraktur berücksichtigt werden muß. Die Anbringung zahnärztlicher Fixations- und Redressionsapparate, die schon an und
für sich sehr schwierig sein kann, wird durch eine vorherige Weichteilnaht des
Mundes, der Wange noch mehr erschwert und für den Verletzten zur Qual.
Auch die Säuberung des Mundes von Zahnresten, Sequestern und die not-

wendige peinliche Mundpflege wird behindert. Ferner führt der frühzeitige Nahtverschluß der Weichteile leicht zur Eiterretention und zur Ausbreitung phlegmonöser Prozesse. Nimmt man hinzu, daß nach dem Urteil vieler Autoren die meisten der im Anschluß an die Verletzung vorgenommenen Haut- und Schleimhautnähte infolge der Infektion durchschneiden, so kann man verstehen, wenn mancher von einer frühzeitigen Naht der Weichteile überhaupt nichts wissen will. Und doch kann auf diesem Wege viel kostbares Material vor der Schrumpfung bewahrt und manche spätere Plastik vermieden werden!

Es ist gewiß zu empfehlen, daß man manchmal schon wegen der drohenden Ausbreitung einer Infektion jeden Nahtversuch unterläßt. Auch wird man, genau wie bei komplizierten Frakturen der Extremitäten, erst für die vorläufige Ruhigstellung des Knochenbruches Sorge tragen, ehe man sich den Weichteil-

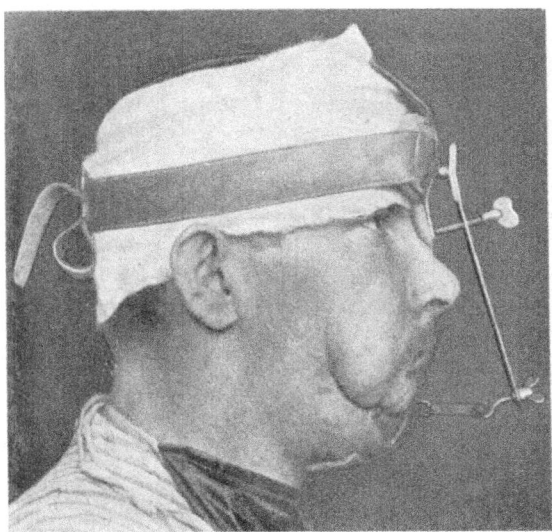

Abb. 13. Fall 11. Direkte Extension der Reste des Kinnteiles.

wunden zuwendet. Ebenso empfehlenswert aber erscheint es, daß die zahnärztliche und chirurgische Hilfe zeitlich nicht zu weit auseinander liegt. Wartet man mit dem Verschlusse der Weichteilwunden zu lange, so ergeben sich schwere Schädigungen, auf die besonders Ganzer, Lexer und Lindemann hingewiesen haben. Abgesehen von dem Materialverlust durch Schrumpfung verwachsen nicht selten Teile miteinander, die später nur mit Mühe an ihre richtige Stelle gebracht werden können. Ferner wird nach Zerreißungen der Lippen, der Wange, durch das Klaffen der Mundhöhle die Ernährung der Verwundeten schwierig. Die Mundschleimhaut trocknet aus und bekommt Risse und Krusten. Durch Schlingbehinderung erwächst die Gefahr einer Schluckpneumonie. Auf besondere, eigentümliche Lungenveränderungen bei den „Mundatmern" hat Hofbauer hingewiesen.

Auch für die Frakturen ist das lange Offenbleiben der Weichteile nachteilig. Sind beispielsweise auf einer Seite Haut und Muskulatur zerrissen, auf der anderen Seite erhalten, so muß dieser ungleiche Zustand auf die Bruchteile ungünstig wirken, besonders wenn eine Ruhigstellung der Kieferfragmente durch Zahnschienen nur in unvollkommener Weise erreicht werden konnte. Der Knochen liegt dann freier und ist mehr der Nekrose ausgesetzt, so daß die Entstehung einer Pseudarthrose begünstigt wird.

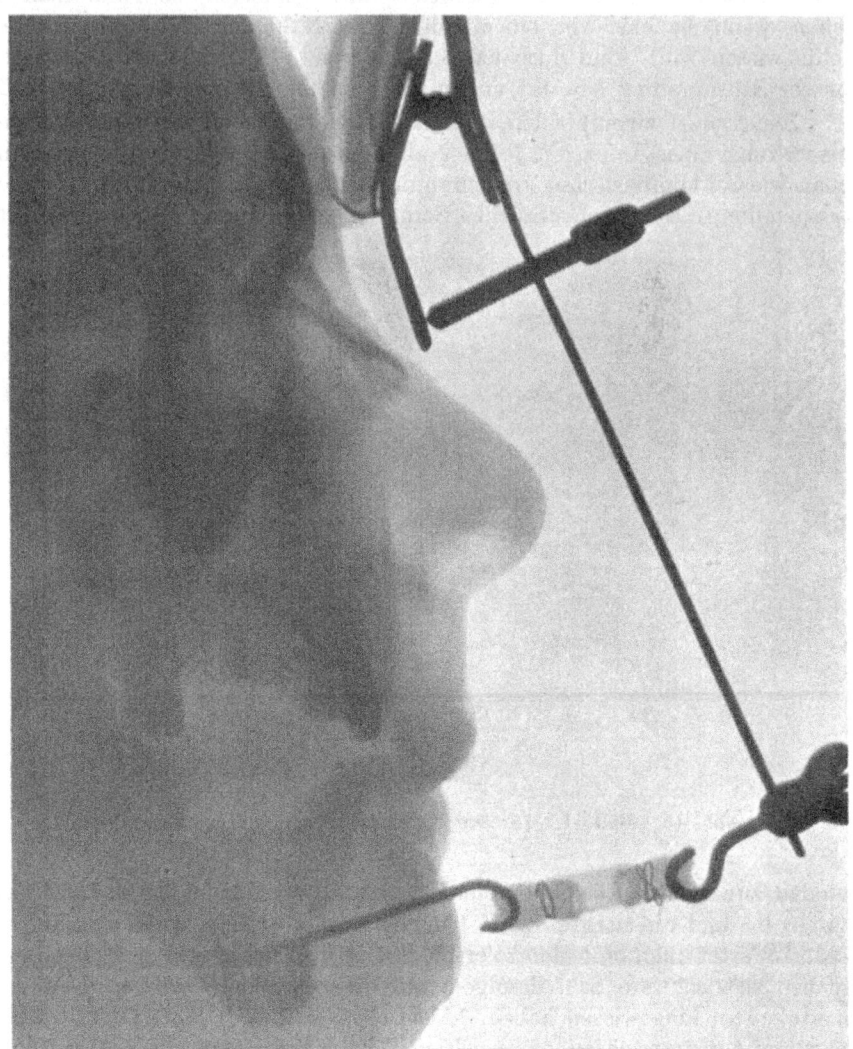

Abb. 14. Röntgenbild von Fall 11, das die Wirkung der direkten Extension zeigt.

Es sollte also, wo irgend angängig, ein baldiger Verschluß der verletzten Weichteile angestrebt werden. Hierzu bedarf es aber der Anwendung geeigneter Mittel. Fixation der Wundränder mit Heftpflasterstreifen (Ehricke, Hauptmeyer) kann nur als erster Notbehelf gelten. Nähte mit Seide, Zwirn, Katgut, die meist versucht werden, infizieren sich und führen zum Aufplatzen der Wunde. Einzig zum Ziele führen weit ausholende Situationsnähte mit feinem Draht, der am besten gleich an die Nadel angeschmolzen ist (Lindemann).

Die Nähte werden, genügend weit vom Wundspalt entfernt, an Blei-, Zinn- oder Nickelplättchen verankert. Die Wunde selber nähen wir mit sterilisierten Pferdehaaren, die weder aufquellen, noch sich infizieren, noch Nahtnekrosen machen, bis auf die unbedingt notwendigen Drainagestellen. Die Ausführung der Naht geschieht besser im leichten Chloräthylrausch als in Lokalanästhesie. Sie kann mit scharfen Nadeln auch ohne jede Anästhesie gemacht werden, da die Riß- und Quetschwunden meist gar nicht sonderlich empfindlich sind. Gibt es eine Eiterverhaltung, so werden einzelne Knopfnähte wieder entfernt und ein Saugglas angesetzt. Mit der Ausführung von Stiellappen - Plastiken muß man natürlich warten, bis die Nekrose der Weichteile und Knochen abgeschlossen ist und gute Granulationen vorliegen. Freie Transplantationen verlangen sogar und zwar unbedingt das Vorhandensein völlig aseptischer Verhältnisse!

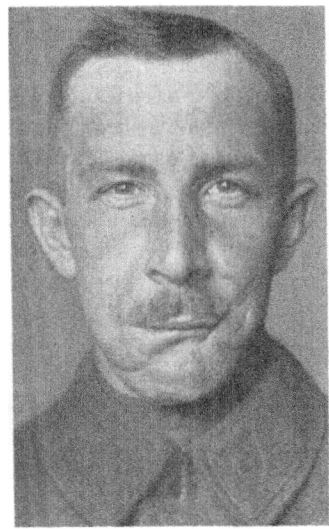

Abb. 15. Fall 11 am Ende der Behandlung.

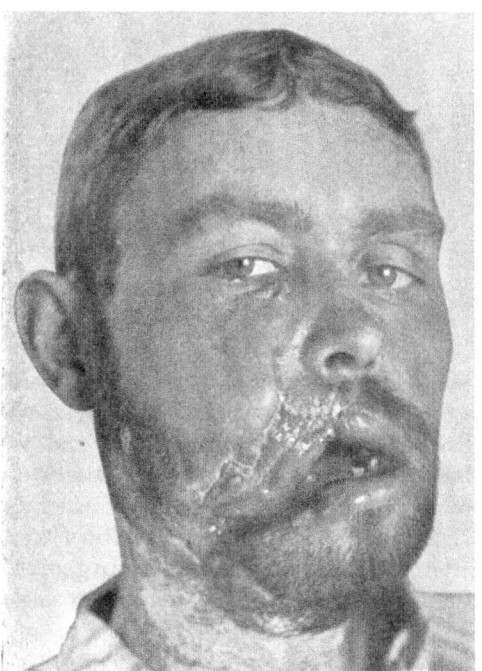

Abb. 16. Kleiner Einschuß am Infraorbitalrande, Empyem der Highmorshöhle. Defekt des horizontalen Kieferastes, durch langes Offenstehen der Wunde begünstigt.

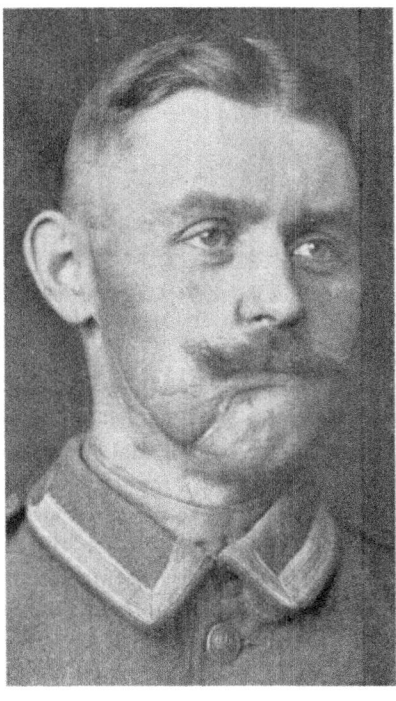

Abb. 17 Derselbe Fall nach der Plastik. Ersatz der bärtigen Oberlippe durch gestielten Halslappen.

4. Die Behandlung der Narben und Verwachsungen.

Wenn die frühzeitige Wundnaht auch in vielen Fällen zur Erhaltung des
Materials dient und spätere Plastiken auf diese Weise erspart werden können,
so bleibt doch häufig genug die Beseitigung von Narben übrig. Diese geschieht in erster Linie wegen der Funktionsstörungen, sodann, weil die
Narben nicht selten Neuritiden verursachen und unterhalten; endlich aber
auch aus kosmetischen Rücksichten. Um mit dem letzten Punkt zu
beginnen: Kosmetik und Kriegschirurgie erscheinen an und für sich als größte
Gegensätze! Man kann sogar die Ansicht vertreten, daß Entstellungen des
Gesichts, im Kriege gewonnen, für den Träger einen Schmuck bilden! Man
vergesse aber nicht, daß **sichtbare** Verunstaltungen fortwährend die Aufmerk-

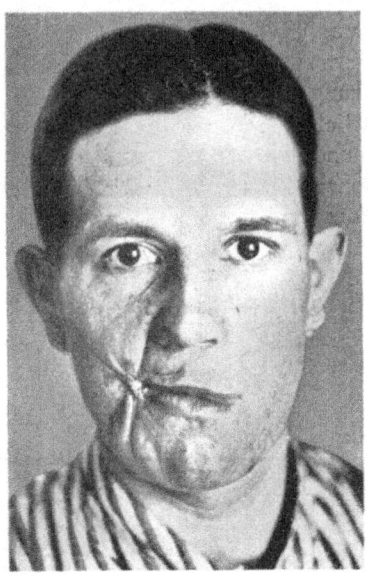

Abb. 18. Fall Zipf. Penetrierende
Narben am Mundwinkel.

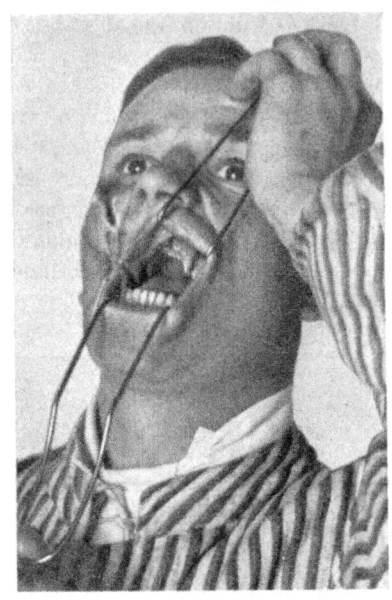

Abb. 19. Fall 18. Backentasche vernarbt. Verlust des Oberkieferrandes.

samkeit der Umgebung erwecken und schließlich doch einen psychischen Druck
auf den Besitzer ausüben. Da es nun oft ein leichtes ist, Gesichtsverletzte so
wieder herzustellen, daß der schönheitliche Eindruck bewahrt bleibt und wir
bei der Beherrschung der Technik damit die Behandlungsdauer keineswegs
verlängern, so können wir die besonders von Esser aufgestellte Forderung
nur für berechtigt halten, die dahin geht, daß beim Wiederaufbau zerstörter Teile des Gesichts mehr Rücksicht auf die Erzielung eines
wirklich schönen Resultates genommen werden muß, als dies nicht selten
geschieht!

Der Beseitigung von Weichteilnarben, die einen Druck auf Gesichtsnerven ausüben, wurde bereits gedacht. Man muß hierbei auch dem möglicherweise vorliegenden Kallusdruck genügend Aufmerksamkeit schenken. Die
Austrittsstellen der Nerven sind zu erweitern und der Nerv nach Fortnahme des
Narbengewebes in Fett einzuhüllen.

Funktionsstörungen verursachen vor allem die penetrierenden Haut-
und Schleimhautnarben, die mit dem Kieferknochen verwachsen sind. Sie
hindern die Öffnung und Schließung des Mundes und damit die Nahrungsauf-
nahme und bedingen Sprachstörungen und Speichelfluß. Die Behandlung hat in
vollständiger Exstirpation des Narbengewebes zu bestehen. Hiernach gewahrt
man oft erst, wieviel Material tatsächlich noch vorhanden ist, und kann zur
isolierten Naht der Innen- und Außenseite schreiten. Nur wo Weichteile verloren gegangen waren, wird man sich zur Heranziehung eines Stiellappens aus
der Wangeninnenfläche, eines Hautlappens vom Halse entschließen.

Hierauf hat sofort eine entsprechende zahnärztliche Behandlung
einzusetzen. Prothesen aus Kautschuk oder anderem Material, „Dehnungs-

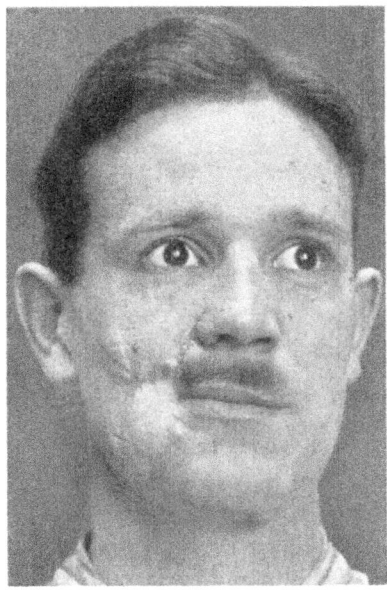
Abb. 20. Fall 18 nach der Meloplastik.

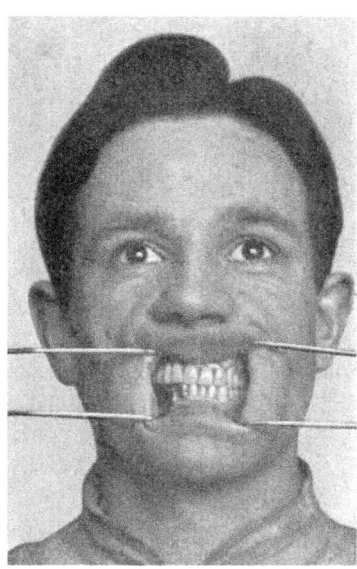
Abb. 21. Fall 18 mit Zahnersatz.

klöße", an den Zähnen angebracht, verhindern neue Verwachsungen und
helfen die Weichteile allmählich vergrößern. Oft wird man die prothetische
Unterlage auch schon vor der Narbenexstirpation fertigstellen lassen und die
Weichteile des Mundes und der Wange darüber vereinigen, so daß der
Schrumpfung und Verwachsung schon von vornherein vorgebeugt wird. Nach
Abnahme der Immediatprothesen muß dann auch die sofortige Anbringung
des definitiven Zahnersatzes erfolgen, soll nicht der vorher erzielte
Erfolg wieder verloren gehen.

Große Schwierigkeiten können bei unserm Bestreben, den Mundvorhof
zu erweitern und die verstrichenen Übergangsbuchten der Wangen- und Lippen-
schleimhaut zum Zahnfleisch wiederherzustellen, erwachsen. Die Bildung des
Mundvorhofes ist für die Verwundeten oft von größter Bedeutung, da sonst das
Anbringen des notwendigen Zahnersatzes in Frage gestellt wird. Bei geringen
Verwachsungen des Zahnfleisches mit der Lippe und Wange oder bei strang-

förmigen Narbenbildungen zwischen der Zunge und der Unterkieferinnenfläche
genügt Lostrennung und Herunterschieben der Weichteile vom Kiefer mit dem
Messer, Fixation mit einigen Nähten und sofortiges Einsetzen einer schon fertig-
gestellten zahnärztlichen Prothese. Auf diese Weise gelingt es oft, die Weich-

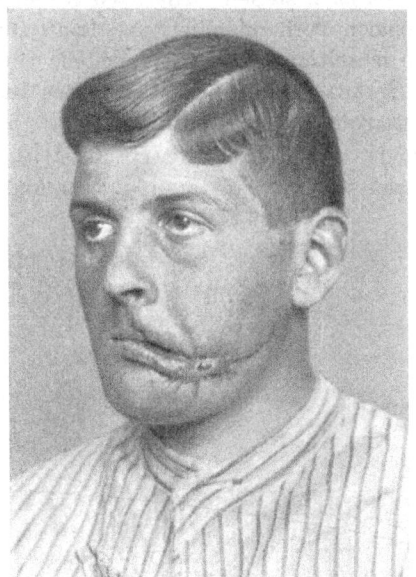

Abb. 22. Ausgedehnte Narben und
Verwachsungen zwischen Lippen.

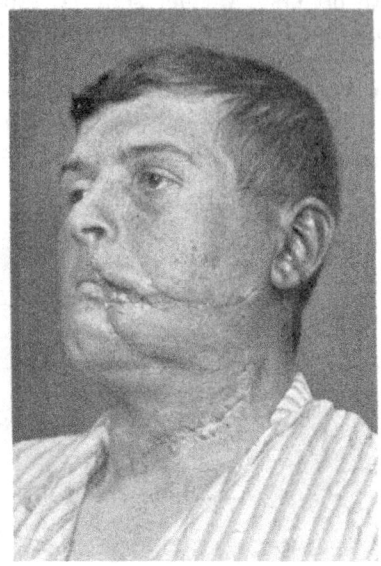

Abb. 23. Derselbe Fall nach Exstirpation der Narben und Bildung
eines Halslappens.

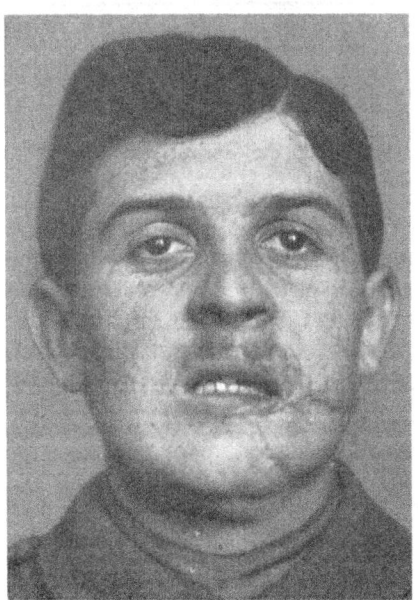

Abb. 24. Endergebnis der Behandlung.

teile vom Kiefer abzuhalten und eine
Epithelisierung der wieder vertieften
Umschlagsfalte zu erzwingen. Sind nach
ausgedehnter Zertrümmerung des Unterkiefer - Kinnstücks Zungengrund und
Unterlippe völlig verwachsen oder breite
Flächen der Wangenschleimhaut verloren,
so hilft die Überpflanzung von Epidermisläppchen nach Thiersch in
die Mundhöhle.

Dieses. früher oft vergeblich ver-
suchte Verfahren gelingt am besten auf
folgende Weise.

1. (Verfahren nach Moskowicz).
Man stellt durch Einschnitt vom Kinn
oder vom Unterkieferrand eine Höhle
her, die bis dicht an das Zahnfleisch,
aber nicht bis in den Mund reicht. Diese
Höhle wird mit Thiersch-Lappen, die
allseitig durch Tamponade fest ange-

drückt werden müssen, völlig austapeziert. Nach Anheilen der Epidermisstreifen Verschluß der Höhle nach außen und Eröffnung nach dem Munde
zu. Sofortiges Einsetzen einer an den Zähnen befestigten Immediatprothese
zum Halten und Vorwölben der Weichteile des Kinnes oder der Wange. Die
Zunge erhält auf diese Weise ihre Bewegungsfreiheit wieder.

2. (Verfahren nach Esser). An Stelle der Verwachsungen zwischen
Kieferrand, Wangenschleimhaut, Lippen und Zunge wird ein tiefer Einschnitt
gemacht, bis die Teile genügend mobilisiert sind. Von der auf diese Art gebildeten
Bucht wird nach sorgfältiger Blutstillung (möglichst nur durch Tamponade!)

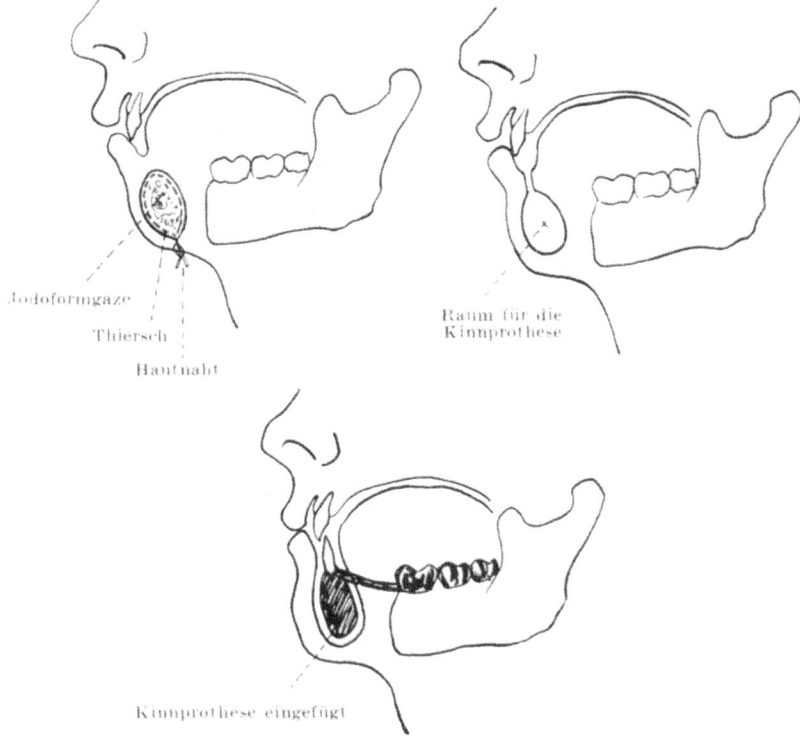

Abb. 25. Bildung des verloren gegangenen Mundvorhofes durch Implantation von
Thiersch-Lappen (nach Moskowicz).

sofort ein Abdruck mit erweichter Stentsmasse gemacht. Dieser Abdruck
wird mit einwandfreien, möglichst großen Thiersch-Lappen desselben Patienten
glatt umhüllt und zwar so, daß die blutige Seite der Epidermisstreifen nach außen
kommt. Alsdann wird der mit Epidermis völlig bekleidete Stentskloß rasch,
aber vorsichtig wieder in die Wundhöhle gebracht und diese durch Naht fest
verschlossen. Die Stentsmasse muß den sie umhüllenden Thiersch-Lappen
allseitig an die Innenfläche der Wunde anpressen. Nach 6—7 Tagen Entfernung des Stentskloßes durch Auftrennen der Nahtstelle. Bei richtiger
Technik sind die Epidermisstreifen allerseits angeheilt. Weiteres Verfahren
wie oben. Die Vergrößerung des Mundvorhofes, die Epithelisierung der
Mundhöhle ist auf diese Weise in beliebiger Ausdehnung zu erreichen.

Nach Entfernung flächenhafter Narben auf der Wangeninnenfläche, die eine Kieferklemme hervorriefen, kann man auch auf folgende
Art verfahren: Man stellt sich eine dünne Kautschuk- oder Zinnplatte her,
die etwas größer ist, als der Schleimhautsubstanzverlust. Die Mitte der Platte
trägt ein dünnes Stäbchen mit Schraubengewinde. Die Platte wird, mit einem
einzigen, genügend großen Thiersch-Lappen bedeckt, von innen gegen die
frische Flächenwunde der Wange gedrückt. Der Stab wird mit Hilfe eines
kleinen Einstichs durch die Weichteile der Backe gesteckt, woselbst eine zweite,
kleinere Metallplatte auf das Stäbchen ge-
schraubt wird, so daß beide Platten die Wange
mäßig fest zwischen sich pressen und der
Thierschstreifen gegen seine Unterlage gedrückt wird. Dies Verfahren ist wesentlich
einfacher und nicht entstellend, wie das
Hereinschlagen eines Stiellappens vom Hals
oder von der Wange, wie es Gussenbauer,
Israel, Czerny, Gersuny u. a. zur Beseitigung der narbigen Kieferklemme empfehlen.

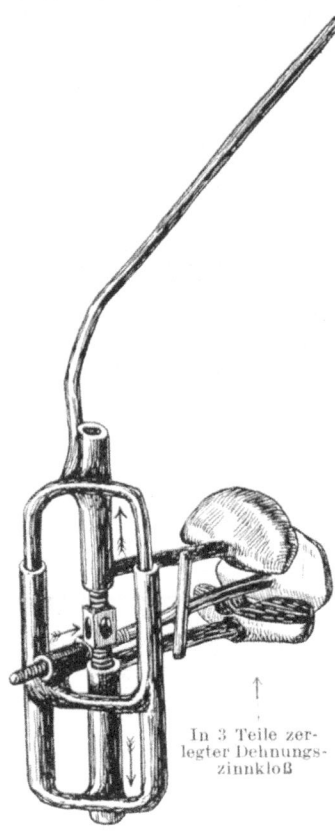

Großse Beachtung verdienen die Narbenbildungen in der Nähe der Augenöff-
nungen, die ein Auswärts- oder Einwärts-
rollen der Lider verursachen. Ihre Beseitigung
geschieht nach den in der Ophthalmologie fest-
gelegten Operationsmethoden. Erwähnt sei
an dieser Stelle noch ein neuer Weg zur
Wiederherstellung der nach Verlust des Auges
geschrumpften und narbig veränderten Augenhöhle unter Zuhilfenahme der zahnärztlichen
Technik (Sachse, Schwarz). Das Verfahren
kann den Einäugigen zugute kommen, bei
denen eine Schrumpfung der Lider und Ab-
flachung der Orbita entstanden ist, so daß die
oft sehnlichst gewünschte Anbringung eines
Glasauges unmöglich ist. Zu einer Blepharoplastik liegt in diesen Fällen meist kein Grund
vor, da die Lider an und für sich erhalten sind.

In 3 Teile zer-
legter Dehnungs-
zinnkloß

Abb. 26.

Sie sind nur geschrumpft, mit der Konjunkti-
valschleimhaut etwas verwachsen; ihre Ge-
websbestandteile sind atrophiert. Gleichzeitig hat die Orbita keine Tiefe.
In diesen Fällen verspricht die unblutige Modellierung der Augenhöhle
durch Dehnungsapparate, die vom Zahnarzt angefertigt werden können, Erfolg.
Wir verfahren folgendermaßen: Von dem noch vorhandenen Lidspalt
wird ein Abdruck mit Stentsmasse oder schwarzer Guttapercha gemacht. Hiernach erfolgt die Herstellung eines Positivs aus Kautschuk. Dieser Dehnungs-
kloß wird mit schwarzer Guttapercha belegt und in den Lidspalt gebracht.
Da sich die Guttapercha unter der Einwirkung der Wärme allseitig ausdehnt,
wirkt sie dilatierend. Von Zeit zu Zeit wird das Volumen des Dehnungskloßes
durch Auftragen neuer Guttapercha vergrößert, was besonders dort geschieht,

wo man eine Vertiefung der Orbita und die Bildung eines Falzes zum Halten der definitiven Prothese erzielen möchte. Außerdem kann durch Anbringung eines Drahtarmes von einer Kopfkappe her ein Druck oder Zug auf den Dehnungs- kloß ausgeübt werden, der die Vertiefung der Orbita, wie die Modellierung der Lider noch beschleunigen hilft.

Man kann einen solchen Dehnungsapparat auch aus Silber oder Zinn gießen, ihn alsdann in drei Teile schneiden und jedem Teil mit Hilfe eines Schraubengewindes eine Druckwirkung im Sinne einer Vertiefung der Augen- höhle, einer Hebung des Oberlides und einer Dehnung des Unterlides ver-

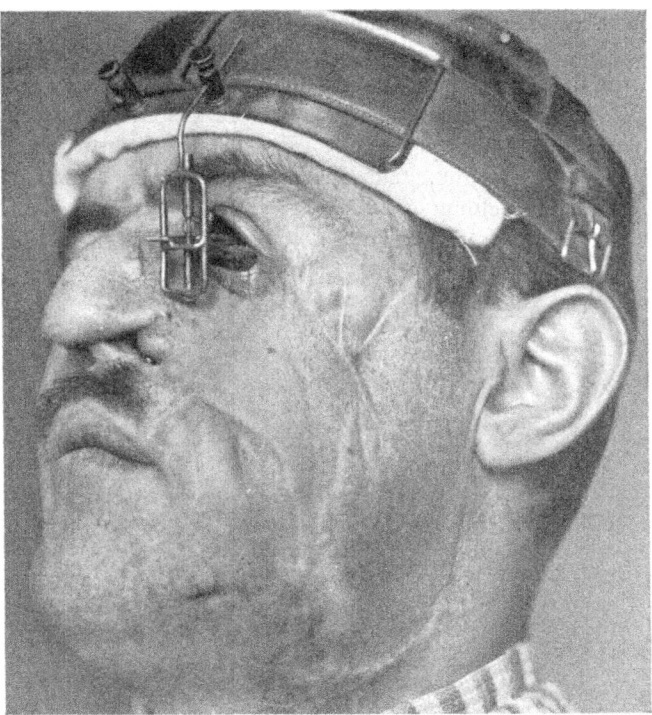

Abb. 27. Unblutige Dehnung der Augenhöhle. Die drei Teile des Dehnungskloßes sind durch ein besonderes Schraubengewinde für sich beweglich.

leihen, bis der Lispalt für die Aufnahme eines künstlichen Auges groß genug ist. Während der Dehnung wird man natürlich Narbenstränge mit dem Messer trennen, eventuell zur Vergrößerung des Konjunktivalsackes auch Verpflanzungen von Thierschlappen vornehmen. Hierbei empfiehlt es sich dringend, den von Esser begangenen Weg einzuschlagen. Bei völlig ver- strichenem Unterlid macht man hinter dem Konjunktivalrand einen halbmond- förmigen Einschnitt und stellt sich davon einen Abdruck mit Stentsmasse her, den man mit einem Epidermisstreifen umhüllt, um das Ganze wieder in den Einschnitt zu stecken und durch Naht zu verschließen. Nach 6 Tagen kann der Stents entfernt werden. Die kleine Höhle ist allseitig epithelisiert und eine Erweiterung des Konjunktivalsackes erreicht, die man aber durch

sofortiges Einsetzen des Dehnungskloßes oder der definitiven Prothese erhalten muß.

Bei Narben der äußeren Haut des Gesichts ziehen wir, wie Esser,
die Entfernung mit dem Skalpell der unblutigen Behandlung vor. Wir sind
dabei bestrebt, nach Exzision des Narbengewebes, die Haut der Nachbarschaft etwas zu mobilisieren und durch Verziehung der Wundränder gegen-

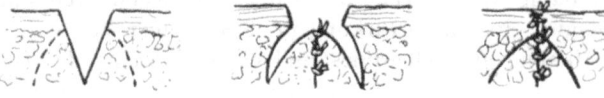

Abb. 28. Narbenexzision und Unterfütterung mit Fett aus der Umgebung (nach Esser).

einander einen linienförmigen Schnitt und später eine ebensolche Narbe zu
gestalten. Wenn irgend angängig, legen wir die Schnitte sogar in die Spalt-
richtungen der Haut oder wenigstens in die Gegend der natürlichen Falten und
Schattenstellen des Gesichts. Zur Vermeidung neuer Verwachsungen wird
entweder Fett der Umgebung an die Stelle der exstirpierten Narbe gebracht
oder auch eine freie Fettverpflanzung vorgenommen. Trichterförmige Haut-

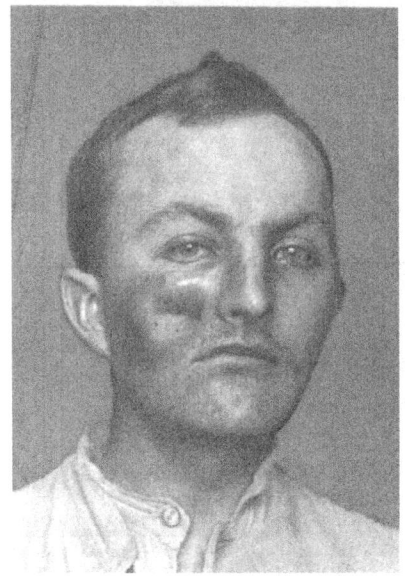 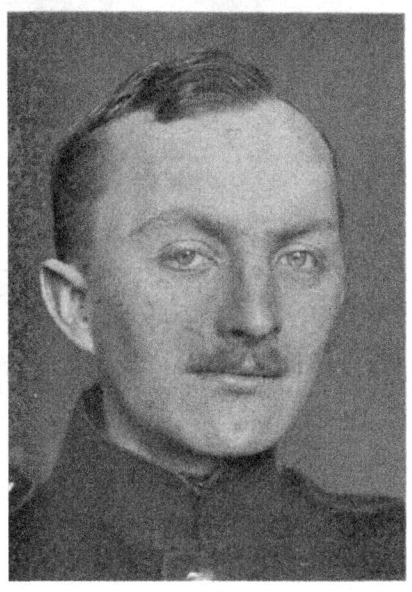

Abb. 29.
Fall Sunke vor und

Abb. 30.
nach der Narbenexstirpation.

narben, die am Kiefer sitzen und das Kauen behindern, flächenhafte Narben,
die Verziehungen der Nase, der Lider, der Augenbrauen bewirken, lassen sich
meist schon auf diese Art, ohne eine Stiellappenplastik beseitigen.

Die unblutigen Behandlungsmethoden der Gesichtsnarben
kommen erst in zweiter Linie, zur Unterstützung und Vollendung des kosmetischen und funktionellen Erfolges der Operation in Frage. Vor allem empfiehlt
sich fleißiges Anwenden der Klappschen Sauggläschen (Bruhn, Lindemann,

Overgaard u. a.), digitale und Vibrationsmassage (Pósta), sowie Heißluft. Die chemische Beeinflussung der Narbenbildungen im Bereiche des Gesichts zu versuchen, ist nicht ratsam. Die narbenerweichende Wirkung des Cholinchlorids (Fränkel, Löffler, Rassiga) ist noch fraglich, abgesehen davon, daß die Injektionen sehr schmerzhaft sind. Beim Fibrolysin besteht außerdem noch die Gefahr einer Eiweiß-Anaphylaxie (Hesse). Sehr gute Erfolge habe wir dagegen bei der wiederholten Anwendung des Kohlensäureschnees gesehen. Hierdurch gelingt es nicht nur, häßliche Narben, sondern auch ausgedehnte Keloide mit der Zeit fast spurlos fortzubringen. Günstiges berichtet Hauptmeyer auch von der mehrfachen Ignipunktur.

5. Allgemeine Grundsätze für die Ausführung der Gesichtsplastiken.

Faßt man die in der Kriegsliteratur niedergelegten Erfahrungen der einzelnen Autoren zusammen, so ergeben sich im allgemeinen dieselben Grundregeln, die von jeher bei der Ausführung plastischer Operationen im Gesicht als unerläßlich betrachtet wurden: vollendete Beherrschung der Operationstechnik, peinlichste Asepsis, genaue Blutstillung, systematische Nachbehandlung. Hinzukommt die Forderung, möglichst alle Plastiken in Lokalanästhesie auszuführen, und endlich, sich in weitgehendem Maße der Hilfe des Zahnarztes zu bedienen. Die Nichtachtung dieser Grundsätze rächt sich auch bei dem geschickten Operateur! Wenn beispielsweise die Keime der Mundhöhle für so gleichgültig erachtet werden, daß man trotz Verletzung der Mundschleimhaut beim Aufsuchen einer Kieferpseudarthrose die freie, autoplastische Knochentransplantation vornimmt (Reichel), so liegt der Fehler in der Nichtachtung der Asepsis, nicht an dem Verfahren. Man soll nach solchem Mißgeschick eben nicht weiter operieren (Lindemann). Oder wenn man, ebenfalls bei der freien Knochenverpflanzung, nicht für peinlichste Blutstillung Sorge getragen hat, so braucht man sich nicht zu wundern, wenn auch hier keine Einheilung erfolgt. Man hat die wichtige, sofortige Verklebung zwischen dem Periost des Transplantats und den Weichteilen seiner neuen Umgebung, die zur Ernährung und zur Erhaltung unbedingt erforderlich ist, verhindert. Oder wenn man endlich — um bei der Knochentransplantation zu bleiben — die ruhig stellenden zahnärztlichen Schienenapparate entfernen läßt, ohne sich röntgenologisch von der abgeschlossenen Organisation des Transplantats überzeugt zu haben, so wird man erleben, daß das frei verpflanzte Knochenstück, im Stadium der Resorption und Apposition begriffen, durch den Druck der Kieferstümpfe zusammengepreßt wird, so daß eine Störung der Artikulation eintritt.

Ähnliche Nachteile können durch den Verzicht auf die Anästhesie erwachsen. (Man vergleiche Reinhardt, Vorzüge der Novokainanästhesie vor der Narkose.) Nicht nur, daß die Operationen in örtlicher Schmerzbetäubung gefahrloser sind (eine Aspirationspneumonie liegt bei den Gesichts- und Kieferverletzten sehr nahe!) und man die Asepsis besser beherrschen kann. Durch Verwendung der Anästhesie ergeben sich Vorteile, die geradezu entscheidend für den Erfolg der Plastik sein können. Lexer betont mit Recht, wie wichtig es ist, daß man die Kranken auch sitzend, ohne Abdeckung und Narkosenmaske vor sich sieht, da man nur auf diese Weise die Symmetrie des Gesichts berücksichtigen kann. Derselbe Autor berührt noch einen anderen, wichtigen

Punkt. Operiert man in Lokalanästhesie, so kommt man nicht in Versuchung, zu viel auf einmal erreichen zu wollen. Dies ist von größter Wichtigkeit. Nur wenn man sich Zeit läßt, wird man die Vaskularisierung der plastischen Lappen nicht gefährden und der Schrumpfung der Gewebe Rechnung tragen.

Obwohl wir im allgemeinen der Ansicht beipflichten, daß die Leitungsanästhesie der Trigeminusäste oder des Ganglion semilunare, dazu ein Unterbrechungs-Injektionsstreifen unterhalb des Kieferrandes und an der Grenze des anderen Trigeminusgebietes sich am meisten empfiehlt, sollte man in gewissen Fällen nicht auf die Vorteile verzichten, die sich aus der Infiltrationsanästhesie ergeben. Die Gewebe lassen sich danach leicht stumpf, ohne Verletzungen der Nerven und Gefäße, voneinander trennen und gegeneinander verschieben. Die Loslösung des Periosts vom Knochen, das dabei im Zusammenhang mit den Weichteilen zu bleiben hat (Lexer), gelingt spielend. Ebenso verhält es sich bei der stumpfen Abhebelung der Schleimhautperiostbedeckung am harten Gaumen zum Zwecke einer Uranoplastik (Rosenthal). Auch die Tunnelbildung zwischen äußerer Haut und dem Naseninnern zur Einfügung eines Tibiaspans, der den Nasenrücken heben soll, läßt sich gefahrlos bewerkstelligen, da durch die Aufschwemmung ein dickeres Material entsteht (Johnson). Die durch Beimengung des Suprarenins angeblich bisweilen verursachte Schädigung der plastischen Lappen habe ich bei Verwendung der Höchster Novokain-„A"-Tabletten nie beobachtet. Man spricht immer von der nachteiligen, gefäßverengenden Wirkung des Suprarenins, ohne aber der für die Ernährung plastischer Lappen günstigen reaktiven Hyperämie zu gedenken. Außerdem fließt ja auch ein Teil der lokal injizierten Flüssigkeit beim Operieren ab.

Daß wir uns, wo immer möglich, auch bei den Weichteilplastiken der zahnärztlichen Technik bedienen, wurde schon hervorgehoben. Sie hilft uns, die neugebildeten Teile vor der Schrumpfung zu bewahren und zu formen. Sie ermöglicht erst, daß am Ende der Behandlung Verhältnisse vorliegen oder vorgetäuscht werden, wie sie vor der Verletzung bestanden.

Bei der Ausführung der einzelnen Weichteilplastiken huldigen die Autoren verschiedenen Grundsätzen. Während Lexer mit Vorliebe Stiellappen von entfernteren Stellen, vor allem von der Stirn heranzieht, vertritt Esser den Standpunkt, die Defekte möglichst einfach, durch Verschiebung ihrer nächsten Umgebung, ohne Verwendung von Stiellappen aus größerer Entfernung, zu verschließen. Andere, wie Mutzschenbacher, raten, Verhältnisse zu schaffen, unter denen man bekannte, typische Plastiken ausführen kann, deren kosmetischer und funktioneller Erfolg sicher ist. Wir sind der Meinung, daß jeder Standpunkt seine Berechtigung haben kann. Liegt ein großer Substanzverlust vor, so werden wir uns eher zur Lappenbildung von einer entfernteren Stelle entschließen, schon um für eine genügende Entspannung zu sorgen. Der Ort, von dem der Stiellappen entnommen wird, richtet sich nach dem Zweck, den wir erreichen wollen. Wenn der gleichzeitige Ersatz von Bart oder Augenbrauen erwünscht ist, werden wir zur Lexerschen „Pistolenplastik" greifen. Sonst dürfte zur Vermeidung entstellender Narben auf der Stirn die Bildung großer Stiellappen vom Hals, in Anlehnung an das Israelsche Verfahren oder seine zahlreichen Modifikationen, von der Brust, schlimmstenfalls auch die Hinzuziehung eines Hautlappens vom Arm das gegebene Verfahren sein.

Der Vorteil einer Verschiebung plastischen Materials aus unmittelbarer Nähe der Defekte liegt vor allem darin, daß man Haut und Muskeln in Zusammenhang mit ihrem Nerven lassen kann, wodurch die Mimik unter Umständen wieder hergestellt wird. Verzieht man z. B., um den Verlust einer halben Lippe zu ersetzen, unter Schonung der Muskel- und Nervenverbindungen, die erhaltene Lippenhälfte und ein Stück der Wange von der anderen Seite, so wird die neue Mundöffnung beweglich. Es bedarf nachträglich nur einer Erweiterung der Lippenspalte. Ein Stiellappen von der Stirn oder vom Halse bleibt dagegen starr und fällt auch viel mehr der Schrumpfung anheim, da er lange Zeit ohne Beziehungen zu den Nerven seiner Umgebung bleibt. Daß bei der Verwendung von Weichteilen aus nächster Nähe der Defekte eine größere Spannung entsteht, spielt keine Rolle. Man muß nur exakt nähen und zwar die Innen- und Außenseite für sich, am besten auch noch die Muskeln und das Fett durch versenkte Katgutnaht. Diese Art der Vereinigung zeitigt kosmetisch bessere Resultate als die Bleiplättchen-Situationsnaht, welche leicht häßliche Narben im Gesicht entstehen läßt. Es ist erstaunlich, wie sehr sich die Weichteile unter der Wirkung des Mienenspiels und der Kieferbewegungen — ganz abgesehen von Massage, Saugbehandlung und ähnlichen Maßnahmen — nachträglich dehnen. Ein von weit her genommenes Hautstück (Armhaut!) bleibt lange Zeit tot und unbeeinflußt und verletzt durch seine bleiche Farbe und seine sonstige Beschaffenheit den Schönheitssinn.

Wo wir in der Lage sind, typische Stielplastiken auszuführen, die uns von der Friedenschirurgie her geläufig sind, tun wir es gern. Das Improvisieren ist nicht jedermanns Sache. Die in Frage kommenden Methoden, beispielsweise für den Ersatz verloren gegangener Lippen, der Wange, der Nase, der Augenlider, sind von Meistern der Plastik ersonnen und können vielfach gar nicht übertroffen werden. Es dürfte sich sogar rechtfertigen, in geeigneten Fällen noch etwas vom vorhandenen Material zu opfern und einen glatten postoperativen Defekt herzustellen, den man dann in Anlehnung an ein bewährtes Verfahren schulgerecht beseitigt. Jedenfalls fährt man hiermit oft bei weitem besser, als wenn man sich selber aufs Erfinden verlegt und am Ende zu der Einsicht gelangt, daß man doch nur eine längst ausgeführte Plastik schlecht nachempfunden hat. Wer seinem Augenmaß nicht traut, sollte vor der Ausführung größerer Lappenplastiken nicht versäumen, erst die Probe mit einem Modellappen aus Kautschukpflaster oder altem Handschuhleder zu machen (Mutzschenbacher).

Besondere Würdigung verdient die freie, autoplastische Transplantation der verschiedenen Gewebsarten. Sie ist, wie Reichel ganz richtig bemerkt, in neuerer Zeit überall Mode geworden. Sorgen wir dafür, daß das Verfahren nicht durch Häufung von Mißerfolgen wieder in Ungunst gerät! Diese lassen sich durch strenge Indikationsstellung, durch Vermeidung technischer Fehler und Schaffung der für die Einheilung unerläßlichen Vorbedingungen fast ausnahmslos vermeiden.

Ehe wir frei transplantieren, müssen wir dafür gesorgt haben, daß das zu verpflanzende Gewebsstück auch einen tadellosen Boden findet. Alles, was der „ruhenden Infektion" (Melchior, Most) Vorschub leistet, ist zu beseitigen. Hierher gehören die immer bakterienhaltigen Fremdkörper, freie Knochenstücke, Granulations- und weiches Narbengewebe, abgekapselte Häm-

atome, Schußkanalzysten und Geschoßbälge (Reinhardt). Feste harte
Narben, die sich zumeist als steril erweisen, bieten wiederum durch ihre
mangelhafte Blutversorgung schlechte Vorbedingungen für die primäre Einheilung. Hier kann lange Saugbehandlung, Massage, vielleicht auch die
Anwendung von Höhensonne Besserung schaffen (Lindemann). Oder man
schreitet zur Exstirpation und zur Unterfütterung mit Fett, ehe man in ein
solches Lager einen Knochenspan frei transplantiert. Daß beim Operieren
peinlichste Beobachtung der Asepsis und exakte Blutstillung nötig ist, wurde
schon erörtert. Man lege stets erst die Implantationsstelle frei und schreite
zur Entnahme des Transplantats, besonders der Knochen, erst, wenn bis dahin
alles gut verlaufen ist. Ist man bei der Freilegung des Defektes auf nicht völlig
aseptisches Material gestoßen, oder hat sich bei der Operation sonst der kleinste
Verstoß gegen die Asepsis ereignet, so ist die Transplantation zu verschieben.
Man hat dann keinen Schaden angerichtet, sondern nur die notwendige Vorbereitung, z. B. die Entfernung eines bakterienbeladenen Sequesters oder des
Narbengewebes, vorgenommen oder die eingerissene Mundschleimhaut so
gelagert und vernäht, daß eine Eröffnung der Mundhöhle beim zweiten Eingriff
nicht erfolgen kann. Zur Einheilung und späteren Organisation frei verpflanzter
Gewebe gehört vor allem auch absolute Ruhe. Nach Weichteilplastiken im
Gesicht empfiehlt sich Isolierung der Kranken zur Durchführung des Schweigens.
Ruhigstellung der Kiefer wird durch Darreichung nur flüssiger Nahrung erreicht. Bei der Implantation von Knochen zur Überbrückung von Kieferdefekten ist eine zuverlässige Fixierung der Kieferfragmente durch den Zahnarzt
Vorbedingung. Die Immobilisierung zahnloser, horizontaler Kieferstücke und
des aufsteigenden Kieferastes kann Schwierigkeiten machen. Hier sind Versuche mit der von Schröder empfohlenen Druckpelotte, die am Oberkiefer
mit einer Feder fixiert wird, oder mit der „Aufbißschiene" von Ganzer
und Warnekros zu machen. Das Extendieren des aufsteigenden Unterkiefers
nach Art der Codivilla-Steinmannschen Nagelextension, wie es Bruhn
und Lindemann empfehlen, ist für die in ihrer Nähe ausgeführte Knochentransplantation leider manchmal verhängnisvoll. Hat man eine nachträgliche
Benetzung des Operationsfeldes mit Tränen, Sekret der augenlosen Orbita, der
Nase oder mit Speichel zu befürchten, so ist Abdichtung des gefährdeten Gebietes
durch Mastisolanstrich und Aufklebung von Köperstoff oder Protektivsilk zu raten.
    Bei der Übertragung der einzelnen Gewebsarten haben sich
folgende Erfahrungen ergeben: Knorpel ist stets mit dem Perichondrium,
Knochen mit reichlich Periost zu verpflanzen. Bei der Fixierung von Knorpel-
stücken am neuen Orte ist nach dem Prinzip der Oberflächenvergrößerung zu
verfahren. (Beispiel: Einkerbung des Nasenrandes, Abschrägung des Ohr-
knorpelstücks!) Eine Bearbeitung von Knochenstücken mit der Feile oder
mit der elektrischen Fräse halten wir mit Lexer nicht für gut, da hierdurch die
Vitalität der Knochenzellen geschädigt wird. Das Zurechtstutzen des Knochenspans muß durch Hohlmeißelzangen geschehen. Frei verwendete Faszien-
streifen (Fazialislähmung, Ptosis, Hebung des Bulbus nach Oberkiefer-
Zertrümmerung usw.) sind an ihren Enden zwar gut zu vernähen, aber nicht zu
stark zu spannen, da die Faszie etwa um ein Fünftel ihres Volumens schrumpft
und leicht eine besonders für das Auge schädliche Überkorrektur entsteht (Wierzejewsi).

Die Fettlappen sind reichlich zu wählen, wenn dadurch auch der kosmetische Eindruck zunächst leidet. Das Fett wird zum Teil resorbiert, so daß am Ende meist immer noch zu wenig Polster da ist. Die Verwendung von Thierschlappen im Gesicht ist zu vermeiden, da hierdurch das schönheitliche Ergebnis beeinträchtigt wird. Man bilde lieber Stiellappen aus der Nachbarschaft, am besten vom Halse, und bringe alsdann die Epidermisstreifen dort an, wo sie bei Männern später nicht gesehen werden. Auch die Verpflanzung Krausescher Lappen, für die Iselin kürzlich wieder eintrat, ist ihrer Unsicherheit wegen im Gesicht lieber zu vermeiden. Bei allen freien Transplantationen, insonderheit bei der Knochenverpflanzung, ist Abkürzung der Operation anzustreben. Wer stundenlang operiert, kommt mit seiner Anästhesie nicht aus und vergrößert die Möglichkeit einer Infektion. Aus demselben Grunde ist die Verwendung zahlloser Instrumente und Apparate nicht ratsam. Das Berühren des Transplantates sowohl, wie seines Bettes geschehe nie mit den Fingern. Ebensowenig ist das Quetschen der Gewebe mit Instrumenten am Platze, wodurch Nekrosen entstehen können. Ein Hineinlegen der Gewebsstücke in physiologische Kochsalzlösung halten wir auch nicht für richtig, sondern sind für sofortige Einpflanzung an Ort und Stelle.

Wem alle diese und manche hier nicht erwähnte Regeln in Fleisch und Blut übergegangen sind, wird mit der freien, autoplastischen Transplantation Erfolge erzielen können, wie er sie durch Stiellappenplastiken nicht erreichen kann. Besonders bei der Verpflanzung von Knochenstücken macht sich peinlichste Genauigkeit der Technik belohnt. Während Reichel mit seinen Ergebnissen bei der freien Knochenübertragung sowohl an den Extremitäten, wie am Kopfe so wenig zufrieden ist, daß er von dem ganzen Verfahren nichts mehr wissen will und auf die gestielte Knochenplastik zurückgreift, berichtet Soerensen neuerdings über 100% primärer Einheilungen bei der Beseitigung von Kieferpseudarthrosen und Defekten. Diese Zahl gleicht der von Albee angegebenen, der unter seinen 400 Fällen allerdings keine Kieferoperationen aufweist. Lindemann kommt beim Kiefer auf 89% primäre Einheilungen. Wir haben bei dem autoplastischen Ersatz von Knochendefekten an den Extremitäten bisher nur einen Mißerfolg erlebt und zwar infolge sekundärer tuberkulöser Infektion. Von unseren frei transplantierten Kieferdefekten sind 88% primär verheilt, 75% bisher absolut knöchern fest geworden. Dabei handelte es sich durchweg um größere Knochenlücken in der Ausdehnung von 3—15 cm und zum Teil um Patienten, bei denen die Ruhigstellung der Kieferstümpfe nicht in dem gewünschten Maße zu erreichen war.

Neben dem autoplastischen Operationsverfahren ist die Homoplastik, die Übertragung von Gewebsteilen vom anderen Menschen, oder von der Leiche auf unserem Gebiete mit Recht weit in den Hintergrund getreten. Sie verdiente hier sogar vollkommen verlassen zu werden. Die Verpflanzung der Gewebe ist selbst unter Blutsverwandten unsicher und erfüllt längst nicht den gewünschten Zweck. Die Transplantation von Thierschlappen führt, wie Lexer und kürzlich Perthes wiederum hervorhob und wie auch wir bei Versuchen an nächsten Verwandten (Mutter und Kind) wiederholt erlebten, zu völligen Mißerfolgen. Die Epidermisstreifen scheinen zunächst anzuheilen, gehen aber schließlich ausnahmslos zugrunde. Das auf gleiche Art verwandte Fett wird verflüssigt und vollständig resorbiert, so daß der beabsichtigte plastische Erfolg verloren geht (Rehn, Eisleb). Ebenso verliert der Knorpel unter Umständen völlig seine Gewebseigenschaften. Der Knochen erfährt einen zu raschen Abbau. Aus dem Mißverhältnis zwischen Resorption und Abbau ergibt sich eine unerwünschte Brüchigkeit. Die Heteroplastik ist also nicht entfernt imstande, mit der Autoplastik zu konkurieren und sollte, da zum Wiederaufbau zerstörter Gesichtsteile jeder Mensch genügend Material an sich hat, nicht mehr geübt werden.

Noch ablehnender möchten wir uns der Verwendung alloplastischen Materials gegenüber verhalten! Elfenbein und Metalle gelangen nie, Horn vielleicht nach Jahr und Tag zur organischen Einheilung. Diese Dinge können folglich höchstens zur vorübergehenden Stütze oder zum Ersatz von Defekten benutzt werden, bis die Zeit für das autoplastische Verfahren gekommen ist, obwohl auch hierfür kaum eine Notwendigkeit vorliegt. Bei der Bolzung der Pseudarthrosen sollte man jedenfalls die Verwendung des lebenden Knochens von demselben Individuum vorziehen. Die Befestigung solcher Knochenspäne hat ebenfalls nach Möglichkeit ohne Zuhilfenahme von Fremdkörpern zu geschehen (Payr). Selbst feine Drahtnähte können der Organisation der Transplantate hinderlich sein. Die Fixierung freier Knochenstücke mit Hilfe eines goldenen Traurings und Schrauben nach der Lambotteschen Manier, wie sie Warnekros und Soerensen als letzte Errungenschaft der Kieferchirurgie schildern, müssen wir für einen Rückschritt in der Richtung auf die Kieferdrahtnaht halten, von deren Schädlichkeit wir uns zur Genüge überzeugt haben.

Zur Alloplastik müssen wir auch die neuerdings wieder empfohlenen Injektionen von Paraffin rechnen. Das Paraffin soll zur Hebung eingesunkener Gesichtspartien, sowie zur Beseitigung unschöner Narben dienen. Auch unter die hintere Rachenwand wurde ein Paraffindepot zur Erzielung eines Wulstes gesetzt, wodurch nach vorausgegangener Staphylorrhaphie ein besseres Anliegen des Gaumensegels an die Pharynxwand und eine Verbesserung der Sprache erreicht werden soll. (Fröschel.) Es wird dabei Paraffin verwandt, das sich erst bei einer Temperatur von über 42^0 C wieder verflüssigt.

Wir glauben, daß der Paraffinbehandlung ein Dauererfolg nicht beschieden ist. Die injizierte Masse wird allmählich doch resorbiert. Außerdem besteht die Gefahr der Infektion und Ausstoßung des Lagers, endlich die Möglichkeit einer Paraffinembolie.

Ein reiches Feld findet bei der Behandlung schwerer Gesichtsverstümmlungen die Prothetik. Wir unterscheiden:

1. Prothesen, die uns zur Unterlage für die Plastik oder zur Formung der wiederaufgebauten Gesichtsteile dienen (Stütz- oder Dehnungsklöße);
2. solche, die zur Wiederherstellung gestörter Funktionen dienen;
3. solche, die aus rein kosmetischen Rücksichten Verwendung finden.

Zu 1. Von Matrizen wurde früher bei der Ausführung von Plastiken viel zu wenig Gebrauch gemacht, obwohl es sich um ein ausgezeichnetes und einfaches Hilfsmittel handelt. So lassen sich Augenlider ungleich leichter bilden, wenn man vorher ein dem Auge nachgeahmtes Gebilde in die Orbita zur Unterlage einfügt (Krückmann), Teile der Nase formvollendeter ergänzen und gleichzeitig eine Atembehinderung vermeiden, wenn man die Nasengänge durch Röhren darstellt, die mittels eines Stützgerüstes an der Stirn Halt finden.

Ebenso wird die Wiederherstellung der Lippen, die Wölbung des Mundvorhofes unter Vermeidung jeglicher Verwachsungen gelingen, wenn man erst eine Prothese anbringen läßt, über der sich die Weichteile wölben und spannen (Bruhn, Kühl, Lindemann).

Zu 2. Zu den Funktionsprothesen gehört in erster Linie der Zahnersatz, der das Kauen erst wieder ermöglicht und den Erfolg einer vorausgegangenen Knochentransplantation vollenden hilft. Dieser dient gleichzeitig schönheitlichen Zwecken, da er die eingesunkenen Lippen, die Wangen und das Kinn vorwölbt und so die Formen des Gesichts wieder rundet. Die Verwendung von Platten und Obturatoren zur Verdeckung von Gaumendefekten und zur Beseitigung von Schluck- und Sprachstörungen, die von den meisten Autoren (Pósta, Port, Wörner und Eberhardt, Helbing, Lickteig) empfohlen wird, können wir durchaus nicht gutheißen. Wir sind vielmehr mit Bruhn, Pfaff und Ganzer der Ansicht, daß traumatische Gaumendefekte unter allen Umständen autoplastisch verschlossen werden können und sollen. Sparsamer Gebrauch ist auch mit der Anbringung von Resektionskieferprothesen zu machen, vor allem von Apparaten, die nach dem Vorgange von Partsch, Hahl, Börnicker u. a. etwa mit Nähten oder Schrauben direkt an den Kieferstümpfen befestigt werden. Die Schädlichkeit dieser Fixierung, die ausnahmslos Nekrosen an den Kieferstümpfen zur Folge haben müssen, überwiegt ihren Nutzen (Schröder, Pfaff, Hauptmeyer). Nach Möglichkeit ist der definitive Ersatz durch autoplastische Knochenimplantation anzustreben.

Zu 3. Die kosmetische Prothese vollendet oft erst den ganzen Eindruck der vorausgegangenen operativen Behandlung, wie das Beispiel der Blepharoplastik, die ohne Anbringung des gutsitzenden, wohlmöglich beweglichen Glasauges ja zwecklos wäre, zur Genüge beweist.

Von verschiedenen Seiten (Zinsser, Schepelmann, Dupuy, Klocke, Passow, Spitzner) wurde der Vorschlag gemacht, bei schweren Verstümmelungen des Gesichts, vor allem nach Verlust der Nase oder eines Ohres, überhaupt auf ein operatives Verfahren zu verzichten und einen prothetischen Ersatz der betreffenden Teile herzustellen.

Die Anfertigung dieser künstlichen Nasen und Ohren geschieht auf folgende Weise:

Zunächst wird von dem zu ersetzenden Teil ein Gipsnegativ gemacht. Bei glattem Nasen- und Ohrverlust muß man sich natürlich einen Abdruck von einem anderen Individuum verschaffen, der dem betreffenden Verwundeten ähnelt, also am besten von nahen Verwandten. Das Ohrnegativ muß in zwei Teilen hergestellt und dann zusammengesetzt werden. Vor dem Auflegen des Gipsbreies (der aus 100 g lauwarmem Wasser, vier Eßlöffeln besten Alabastergips, einer Messerspitze Kochsalz gemacht wird) muß die Haut mit Vaselin eingefettet werden. Auch die Nasenlöcher müssen sauber zum Abdruck kommen. Die Prothese wird aus folgender Masse in der erhärteten, kurz vorher mit Lysoform oder Öl ausgepinselten Form gegossen: 50 g Gelatine, mit Wasser leicht angefeuchtet, werden in einer Porzellanschale im Wasserbad geschmolzen und alsdann 75 g, bei kalter Witterung 100 g Glyzerin hinzugerührt. Sollen die Prothesen bei heißer Witterung getragen werden, so muß, um ein Schmelzen der Masse zu verhindern, noch 15 g Tischlerleim hinzugesetzt werden, der vorher 12 Stunden in kaltem Wasser gequollen ist. Das Tönen der Masse wird der Hautfarbe der Patienten angepaßt und geschieht am besten mit guten Tuben-Aquarellfarben: Zinkweiß, Krapprot, Zinnoberrot, eventuell auch mit etwas Ocker. Man löst jede Farbe für sich in kleinen Fläschchen mit 15 g Glyzerin auf und setzt alsdann der geschmolzenen Masse etwa 20—25 Tropfen Zinkweiß, 2—3 Tropfen Krapprot und 1—2 Tropfen Zinnober zu, je nach der zu erzielenden Färbung. Beim Eingießen der gut ge-

23*

rührten Gußmasse in die Form müssen die Ränder möglichst fein auslaufen, damit sie sich nach Aufsetzen kaum sichtbar auf der Haut verlieren. Nach dem Erkalten werden die Nasen- und Ohrlöcher ausgeschnitten. Das Ankleben der Prothese geschieht mit Mastisol oder Benzol-Parakautschuk-Lösung. Zur Vollendung der Täuschung wird die Haut am Übergang zur Prothese gepudert oder geschminkt, eventuell auch auf die Kunstnase Äderchen und Sommersprossen gemalt. Es kann auch gleichzeitig ein Haarersatz angebracht werden. Gegen Witterungseinflüsse hilft ein Überzug mit wasserhellem Mattlack. Um die Prothese endlich gegen Schweiß und Hitze unempfindlich zu machen, legt man sie in 20%ige Formalinlösung. Diese künstlichen Gesichtsteile bleiben 5—6 Tage biegsam. Die Herstellungskosten betragen etwa 20—30 Pfg. Der Patient bekommt sein Negativ und die Gußmasse mit und erlernt die Herstellung selbst.

Wenn die Vortäuschung lebender Gesichtsteile auf diese Weise auch zweifellos bisweilen in geradezu überraschender Weise gelingt, so kann eine Verallgemeinerung der Methode bei Kriegsverletzten nach unserer Meinung doch nicht in Frage kommen. Bei partiellen Verlusten sollte man jedenfalls unbedingt der Autoplastik den Vorrang lassen, und bei den glücklicherweise seltenen totalen Zerstörungen von Nase, Lippen und Augenlidern auch nur im äußersten Notfalle zur Prothetik greifen. Erstens erzielt man auf diesem Wege keine Wiederherstellung der Dienstfähigkeit. Sodann aber machten wir noch stets die Beobachtung, daß die Verwundeten mit ihren eigenen lebenden Gesichtsbestandteilen, auch wenn sie schlecht zusammengeflickt waren und nicht sehr schönheitlich wirkten, doch noch tausendmal glücklicher waren, als andere mit einer höchst künstlerischen Fastnachtsnase, die sie sich bis an ihr Lebensende alle paar Tage erneuern dürfen. Diese Art der Autoplastik sei für die unglücklichen Lupuskranken aufgehoben, denen auf operativem Wege nicht geholfen werden kann.

II. Spezieller Teil.

A. Die einzelnen plastischen Methoden zum Ersatz zerstörter Gesichtsteile.

Obwohl eine Unterbringung der Fälle unter die uns von der Friedenschirurgie her geläufigen Bezeichnungen nicht immer gelingt, da es sich häufig um völlig atypische Vorkommnisse handelt, wird die Besprechung der verschiedenen Verfahren dabei doch wesentlich erleichtert.

1. Plastiken im Bereiche der Mundöffnung.

(Cheilo-Stomatoplastik.)

Die Verschließung von Lippendefekten ist außerordentlich wichtig und sollte mit Rücksicht auf die Ernährung, die Sprache, zur Vermeidung von Trockennekrosen der Kieferknochen, von Bronchopneumonien und wegen des nachteiligen Einflusses auf die Mundschleimhaut bald geschehen. Die Schwierigkeiten, die sich dem entgegenstellen, können freilich sehr groß sein. Vor allem haben wir es fast immer mit gleichzeitigen Verletzungen der Kiefer und mit ausgedehntem Zahnverlust zu tun, so daß uns die Bildung der Lippen häufig erst über einer künstlichen Unterlage gelingt. Sodann liegen vielfach hinderliche Verwachsungen der noch vorhandenen Lippenreste nicht nur unter sich, sondern auch mit dem Zahnfleisch vor. Endlich wirkt erschwerend, daß die Weichteile der nächsten Umgebung des Mundes nicht selten ebenfalls gelitten haben und infolgedessen für eine Plastik nur teilweise in Frage kommen. Aus diesem Grunde können wir z. B. gezwungen sein, auf die bequeme symmetrische Lappen-

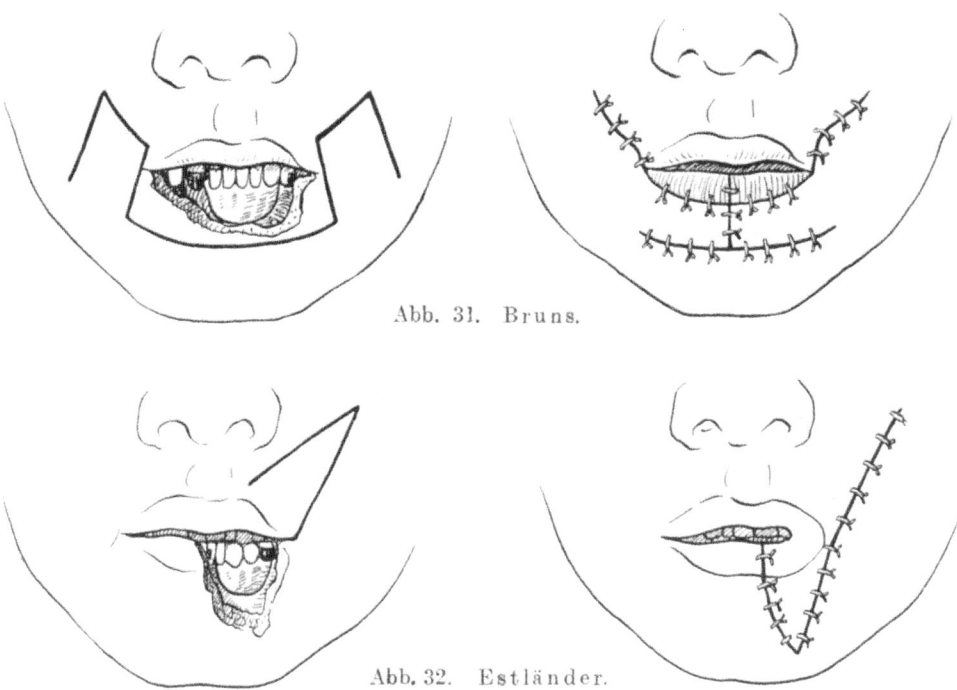

Abb. 31. Bruns.

Abb. 32. Estländer.

bildung, die wir zur Deckung postoperativer Defekte so schätzen, zu verzichten. Diesen erschwerenden Umständen haben wir allerdings auch einen Vorteil gegenüber zu stellen: wir besitzen gerade auf dem Gebiete der Cheiloplastik eine außerordentlich große Reihe guter Vorbilder aus der Friedenschirurgie! Bruns berichtete schon 1859 über 50 verschiedene Ausführungsarten. Heute könnte man etwa 75 aufzählen, wobei allerdings nicht vergessen werden darf, daß die einzelnen Operationen durchaus nicht gleichwertig sind.

Mutschenbacher hat die für Kriegsverletzte in Frage kommenden Operationswege einer Kritik unterworfen. Er kommt dabei zu demselben Resultat wie Esser, dessen Meinung auch wir teilen, nämlich, daß zunächst die Lappenbildungen aus der Nachbarschaft des Mundes den Vorzug verdienen. Hierdurch ergibt sich am ehesten eine Imitation der normalen anatomischen

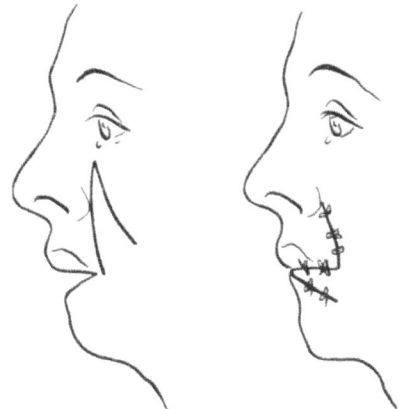

Abb. 33. Unterlippen- und Mundwinkelplastik nach Esser.

Verhältnisse, mit Lippenrot und Schleimhaut versehene Lippen, welche die Zähne decken, und ein gutes kosmetisches Resultat. Stiellappen aus der

Stirn (Lexer) und vom Arm (Berger) erzielen nicht ein gleiches Ergebnis, wenn die Lexersche Plastik auch den Vorteil hat, daß das mit-

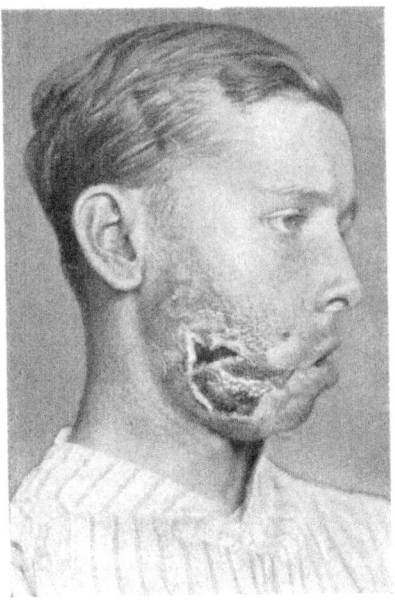

Abb. 34. Fall Ka. Großer Hautdefekt
der Wange.

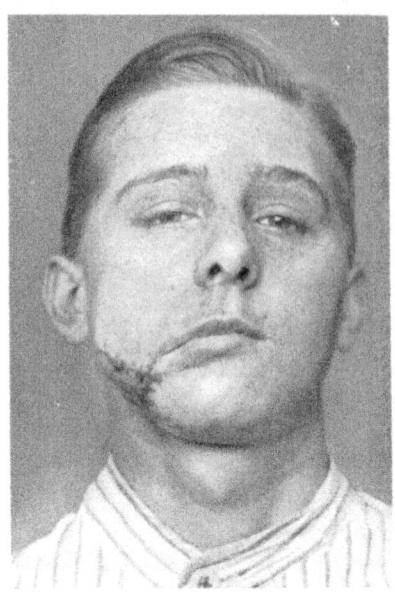

Abb. 35. Fall Ka. Mit starker Verziehung des Mundwinkels verheilt.

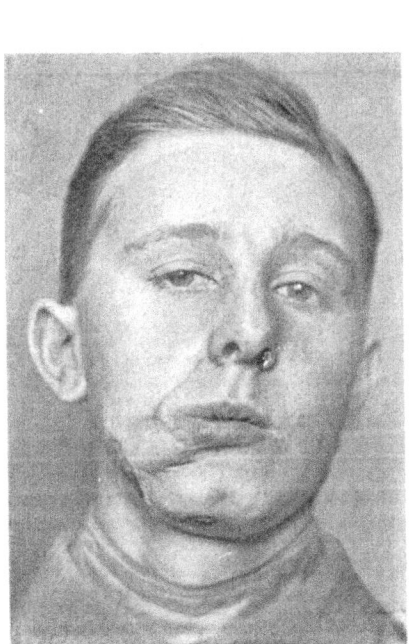

Abb. 36. Fall Ka. nach der Esserschen
Mundwinkelplastik.

verpflanzte Haar zum Bartersatz und zur
Verdeckung unschöner Narbenstellen dienen
kann

Im allgemeinen tut man also gut, sich
an das Prinzip zu halten, Verluste der
Unterlippe auf Kosten der Oberlippe und
der oberen Wangenhälfte und umgekehrt,
Defekte der Oberlippe durch Stiellappen
aus der Unterlippe und vom Kinn zu decken.
Es käme demnach für die Unterlippe in
erster Linie ein Verfahren in Betracht,
das sich etwa an die Cheiloplastik nach
v. Bruns und Estländer anlehnt. Für
die Entnahme des Materials oberhalb des
Mundes hat sich auch Esser entschieden.
Er bildet einen, je nach Bedarf hohen,
spitzdreieckigen, unten gestielten Lappen
aus der Gegend der Nasolabialfalte, den
er zur Unterlippe macht. Die Vorteile
dieses Verfahrens sind gute Ernährung
des Lappens durch die A. angularis,
geringe Entstellung des Gesichtes, da die

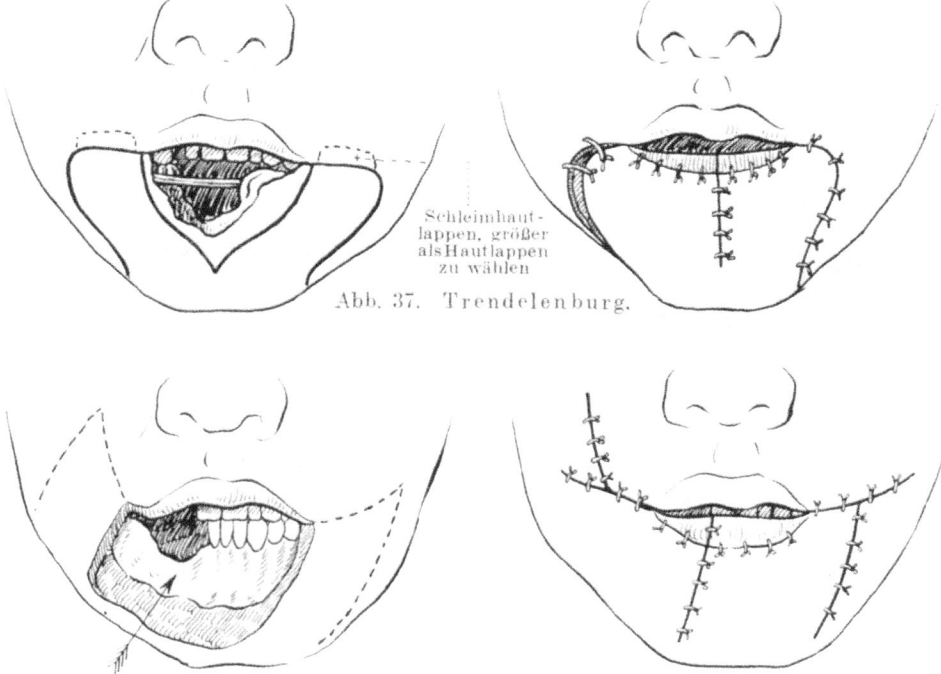

Schleimhaut-
lappen, größer
als Hautlappen
zu wählen

Abb. 37. Trendelenburg.

Immediatprothese

Abb. 38. Szymanowski.

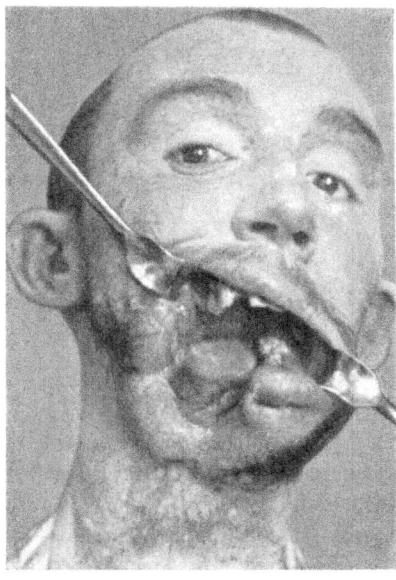

Abb. 39. Fall Flach. Großer Weichteil-
und Unterkieferdefekt. Zunge stark seitlich verlagert.

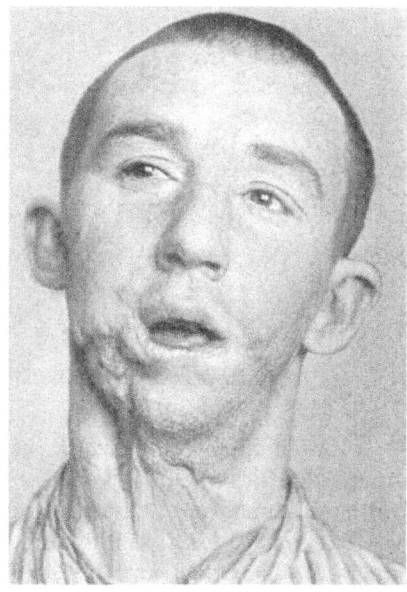

Abb. 40. Fall Flach nach der Plastik
(Szymanowski).

Narbe in einer Gesichtsfalte verschwindet und die Möglichkeit ein- und doppelseitiger Verwendung.

Ist man infolge von Substanzverlust oder Narbenbildung gezwungen, sich nach Ersatz unterhalb des Mundes umzusehen, so sollte man die Wahl zwischen den Plastiken nach Dieffenbach-Bergmann, Jaesche-Trendelenburg, Blasius-Langenbeck, Szymanowski und Lexer treffen, die man natürlich den jeweiligen Verhältnissen anpassen wird.

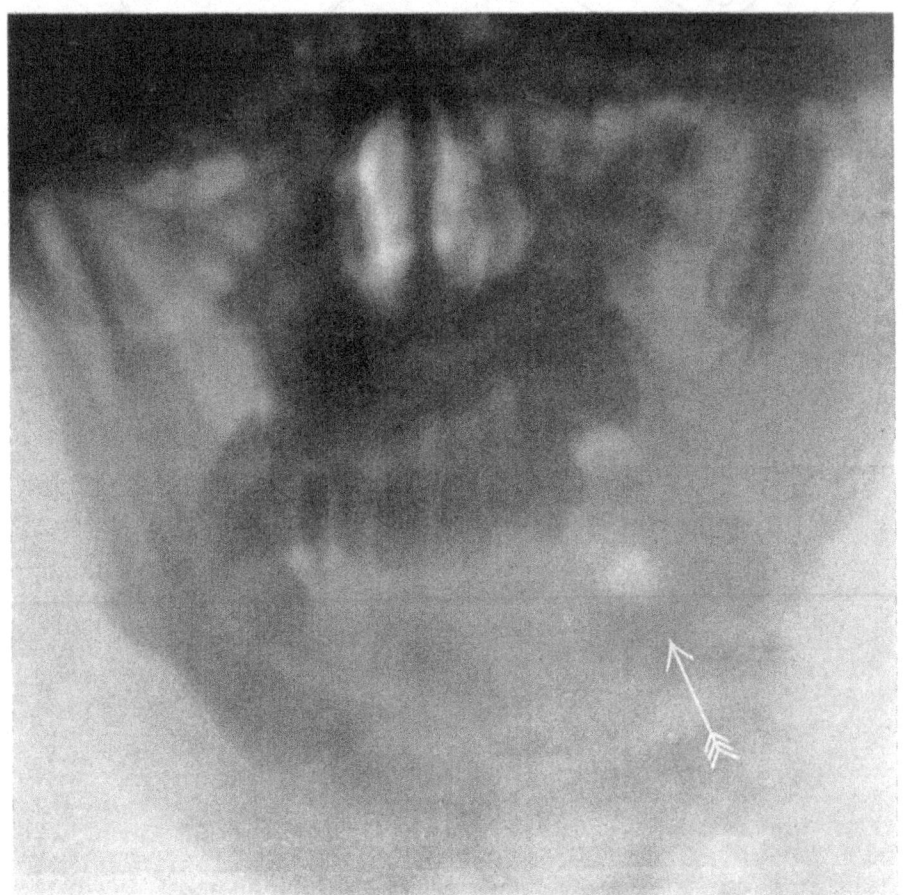

Abb. 41. Fall Flach.   Röntgenbild vor der Transplantation.

So empfiehlt es sich z. B. bei der totalen Cheiloplastik nach Trendelenburg, den Bogenschnitt vom Mundwinkel erst etwas hinauf und dann fast am vorderen Rande des Musc. masseter zum Unterkiefer herabzuführen, so daß die Art. maxill. ext. in die Mitte des Lappenstiels hineinkommt und man, ohne für die Ernährung fürchten zu müssen, die Loslösung der Weichteile vom Unterkieferrand sehr weit treiben kann.

Auch zur Ausführung einer Visierplastik nach Morgan wird sich Gelegenheit geben, und man wird hierbei einen besonders schönheitlichen und

funktionellen Erfolg erzielen, wenn man nach Heraufschlagen des großen Brückenlappens aus der Kinn- und Halsgegend in zweiter Sitzung noch kleine, schmale
Stiellappen aus der Nasolabialfalte bildet, wodurch man einen guten Schluß
des Lippenspaltes erreicht. Weichteile vom Arm anzubringen, wird man wohl
nur in Fällen veranlaßt sein, in denen zugleich das Kinn verloren ist. Zum
Aufbau dieser Region soll nach Lexer und Rehn vor allem auch freies Fett
herbeigeschafft werden, abgesehen von einem etwa außerdem noch notwendigen
Ersatz des verlorenen knöchernen Bogenstücks der Mandibula.

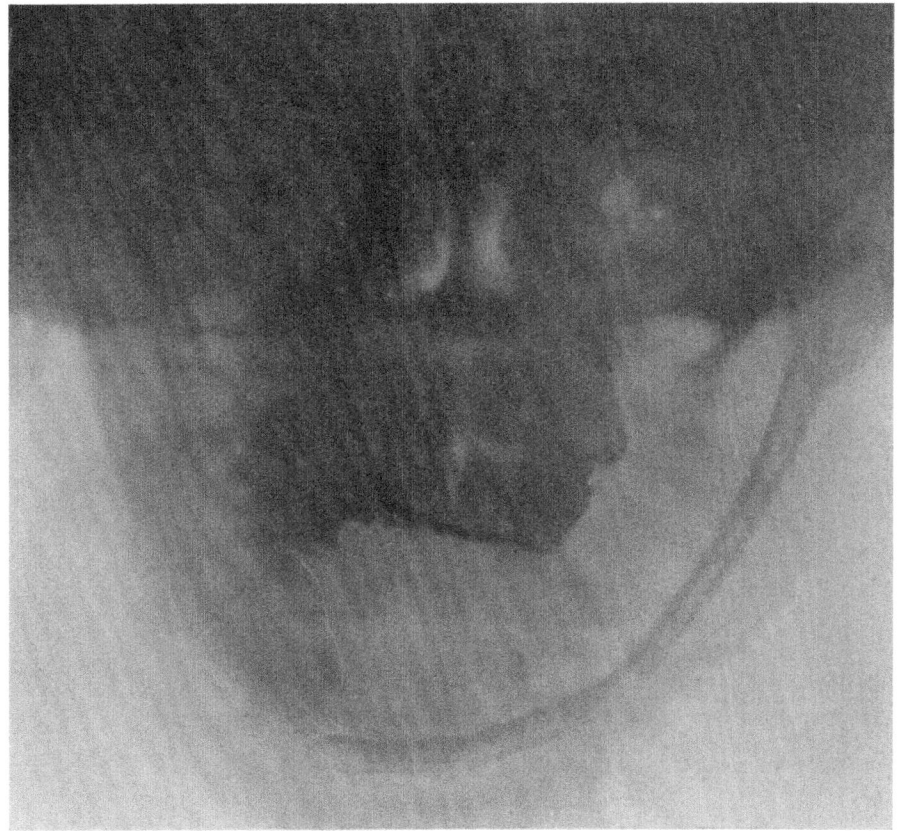

Abb. 42. Fall Flach nach Einpflanzung einer zweifach geknickten Rippe.

Häufig haben wir es mit der Beseitigung eines Narbenektropiums
an den Lippen zu tun. Selbst geringe Narbenbildungen können lästige Störungen verursachen, deren Behebung jedoch kaum Schwierigkeiten macht.
Nach Exstirpation der Narben entfaltet man das Material und sieht meist,
daß man mit der linearen Vernähung auskommt und nur bei Kleinheit der
Unterlippe noch die Mundwinkel zu erweitern braucht.

Mehr Schwierigkeiten kann schon die Loslösung der Unterlippenschleim-
haut vom Alveolarrande und die Vertiefung der Umschlagsfalte machen, die
für Anbringung eines abnehmbaren Zahnersatzes erwünscht ist. Wenn das

einfache Tiefernähen der vom Kieferrand abgetrennten Lippenschleimhaut
(Ganzer) nicht genügt, empfehlen wir das Einpflanzen von Thierschlappen
nach Moskowicz oder Esser, wie es im ersten Teil besprochen wurde.

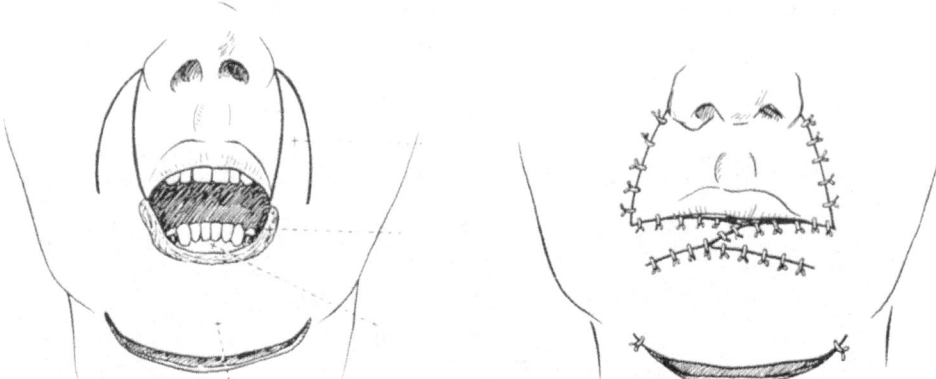

Abb. 43. Visierplastik nach Morgan, mit Esserscher Unterlippenplastik kombiniert.

Die Beseitigung einer abnormen Enge der Mundöffnung kann erhebliche Mühe bereiten. Besonders nach Verbrennung durch Leuchtraketen, nach

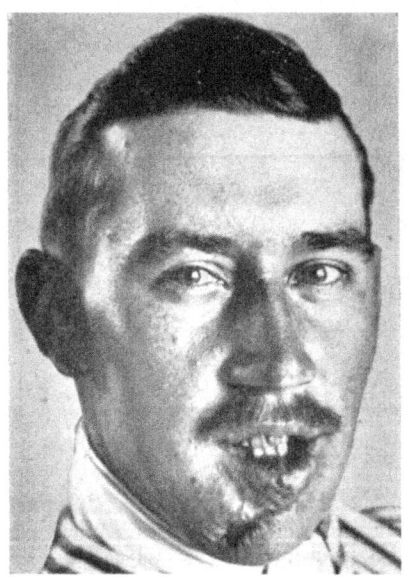

Abb. 44. Fall Gr. Adhärente Narbe am
Kiefer. Speichelfluß, Sprachstörung.

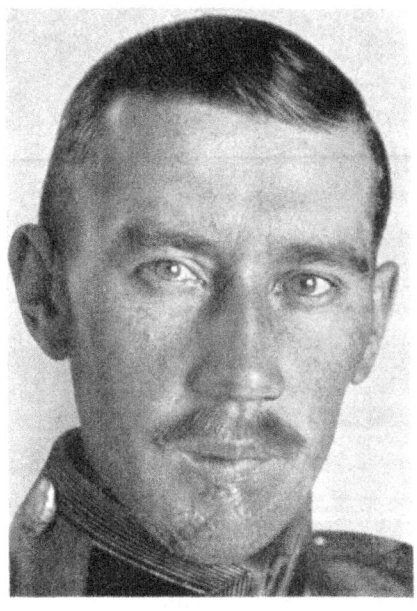

Abb. 45. Derselbe Fall nach der Plastik.

Explosion der eigenen Handgranate oder ähnlichen Vorgängen, sahen wir bei
verhältnismäßig geringem Weichteilverlust narbige Verwachsungen der Lippenreste und konzentrische Schrumpfung der Narbenmassen, so daß sich mit-

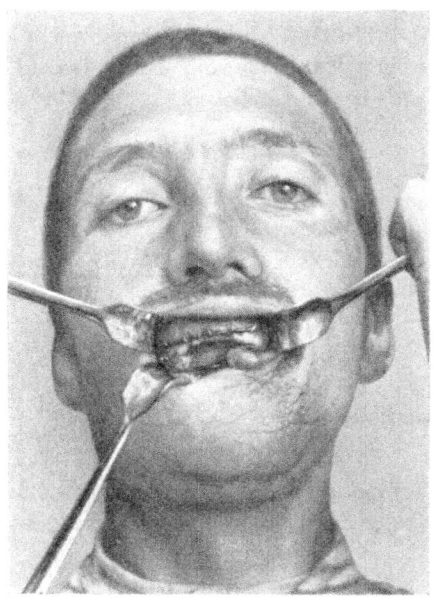

Abb. 46. Fall Müller vor der Unterlippenplastik.

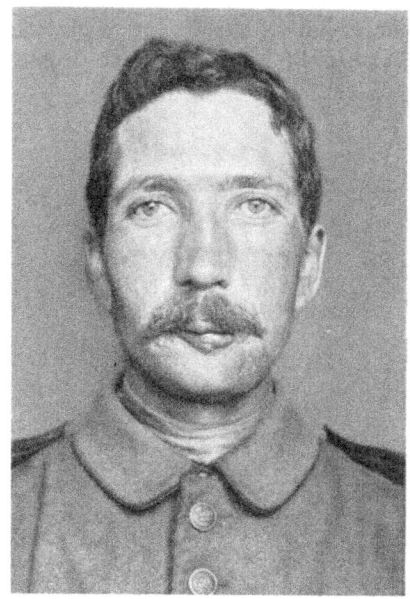

Abb. 47. Derselbe Fall nach der Unterlippenplastik, mit Zahnersatz.

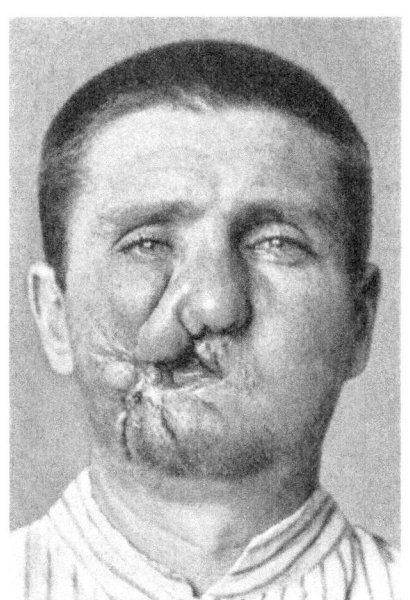

Abb. 48. Handgranatenverletzung.
Außerordentliche Narbenbildung. Micro-
stoma.

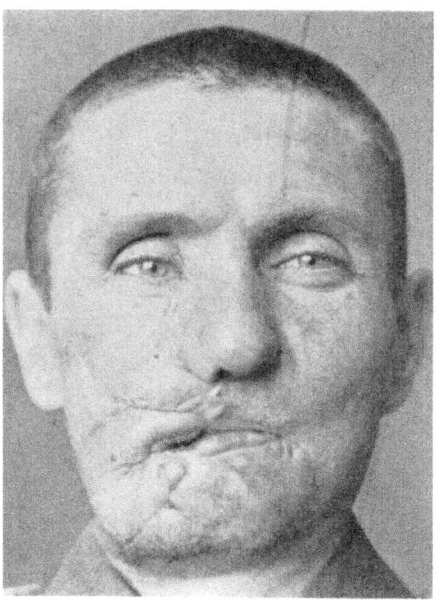

Abb. 49. Derselbe Fall nach der Stomatopoiesis.

unter ein richtiges Mikrostoma ergab. Außer der Herstellung einer genügenden Mundöffnung nach Art der Dieffenbachschen Stomatoplastik kann man hier zum Herbeischaffen elastischen Materials vom Hals (Israel-

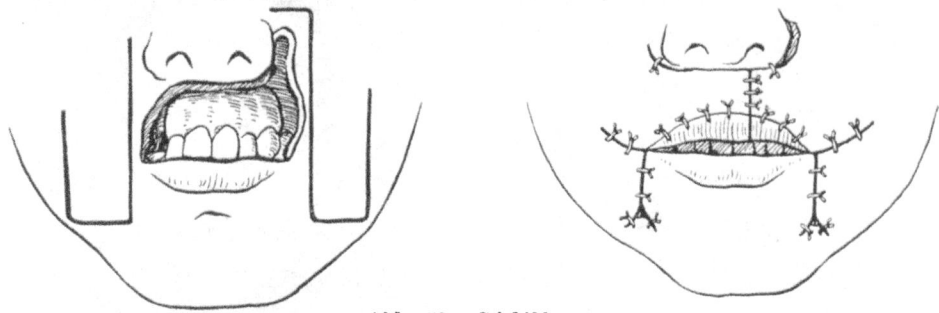

Abb. 50. Sédillot.

sche Stielbildung) oder von der Stirn (Temporallappen) gezwungen sein, da eine gründliche Entfernung des unnachgiebigen Narbengewebes notwendig ist.

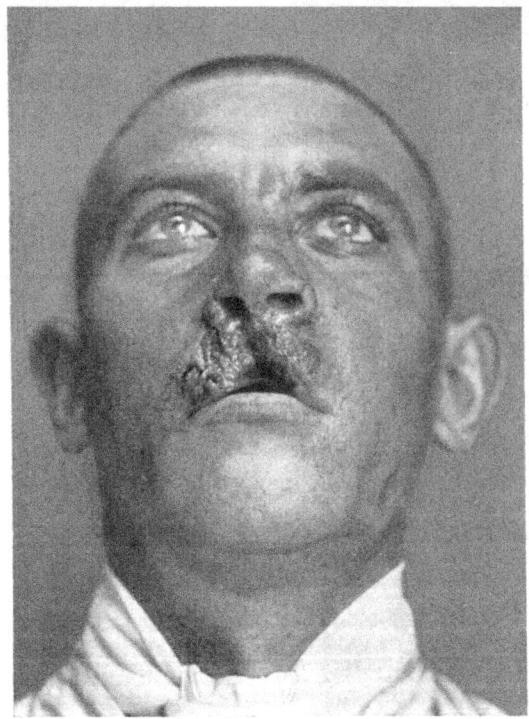

Abb. 51. Fall Meyer. Zerstörung der Lippe und des Alveolarfortsatzes.

Auch für die Bildung der verloren gegangenen Oberlippe haben wir die verschiedensten Möglichkeiten. Zu berücksichtigen ist, daß ein gleichzeitiger Ersatz des Bartes besonders bei halben Lippenverlusten wünschenswert er-

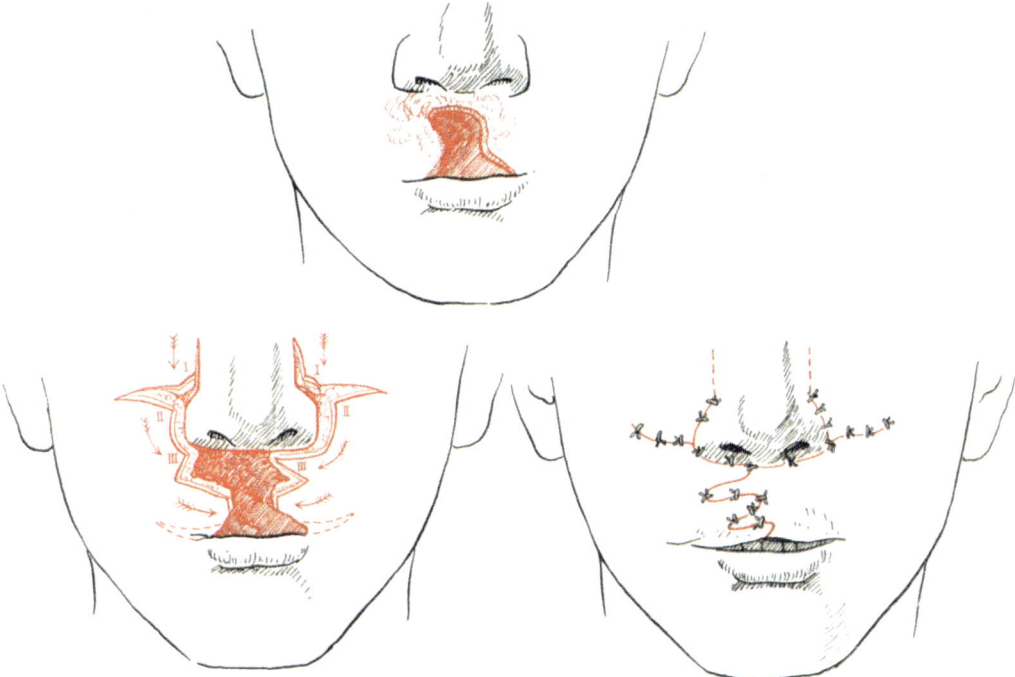

Abb. 52. Fall Meyer. Skizze der Operation.

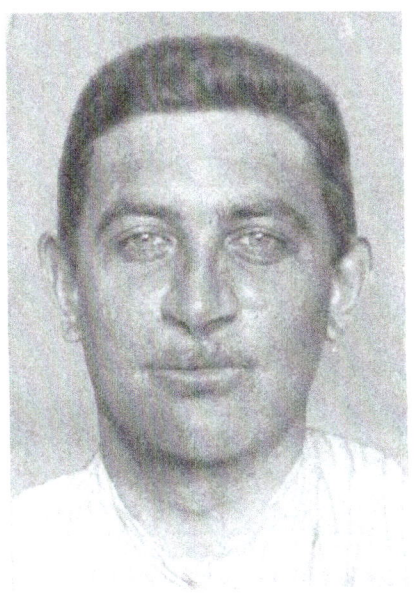

Abb. 53. Fall Meyer nach der Lippenplastik.

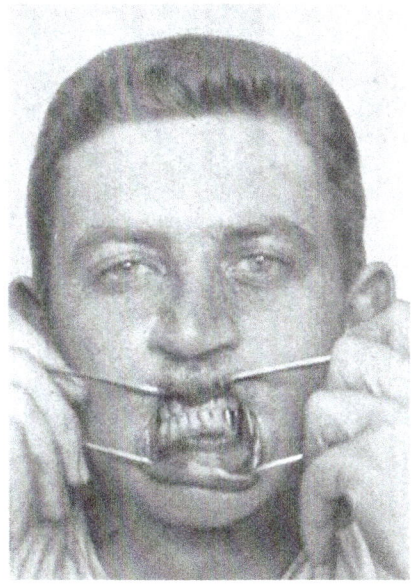

Abb. 54. Fall Meyer mit Zahnersatz.

scheint, dabei aber möglichst für Beweglichkeit der neuen Gesichtsteile Sorge getragen werden soll. Recht gute Resultate ergibt Anlehnung an die Methode

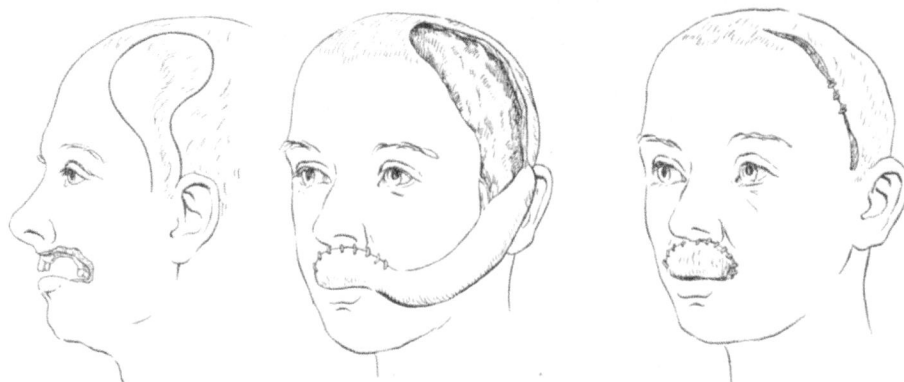

Abb. 55. Pistolenplastik nach Lexer.

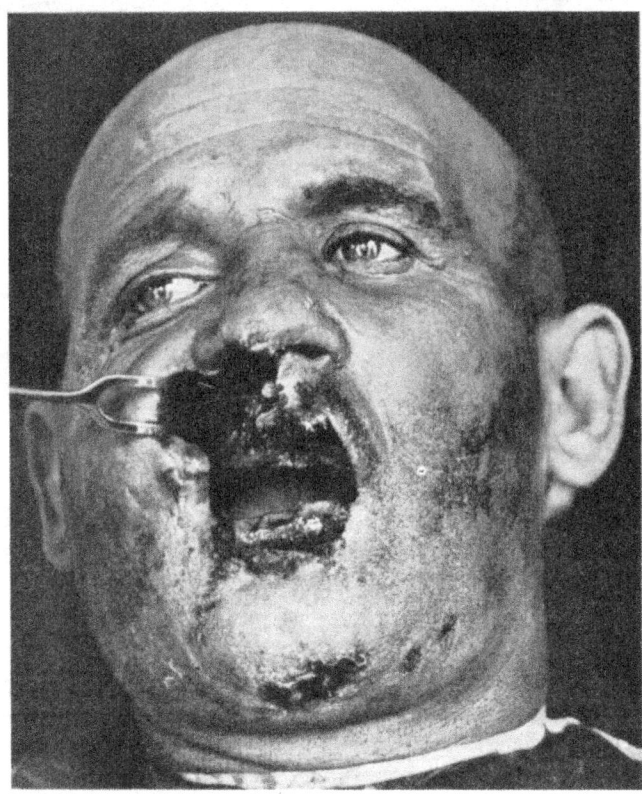

Abb. 56. Fall Weber. Leuchtkugelverletzung und Verbrennung.

von Sédillot (Bildung zweier Stiellappen aus der Unterlippe bzw. der Wange), die sich besonders Lindemann in verschiedenen Veränderungen nutzbar gemacht hat und die auch Brüning jetzt, wie im Balkankriege erfolgreich anwandte.

Empfehlenswert ist ferner eine Cheiloplastik, ähnlich der von Dieffen - bach schon ausgeführten. Zwei Weichteilschnitte umkreisen die Nasenflügel. Nötigenfalls werden an ihrem Ende noch bogenförmige Inzisionen nach der Wange geführt. Die so gewonnenen beiden Stiellappen werden vom Oberkiefer völlig losgetrennt und unter der Nase zur Lippe vereinigt. Hierbei muß darauf geachtet werden, daß die neue Oberlippe ja nicht zu klein ausfällt, da dies bedeutend störender auffällt als bei der Unterlippe. Schlimmstenfalls kann eine nachträgliche Dehnung durch eine zahnärztliche

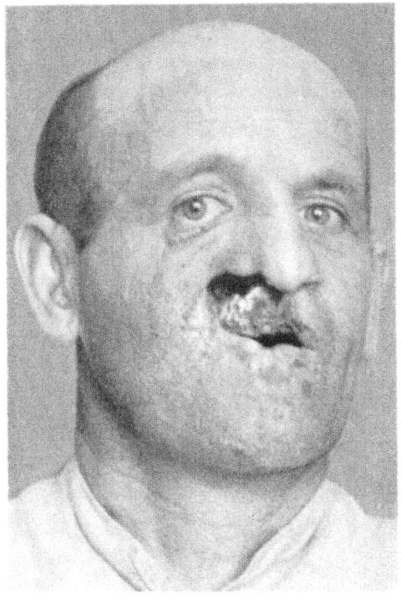

Abb. 57. Fall Weber. Trockennekrose des rechten Alveolarfortsatzes und Gaumenbeins infolge verabsäumten Weichteilschlusses.

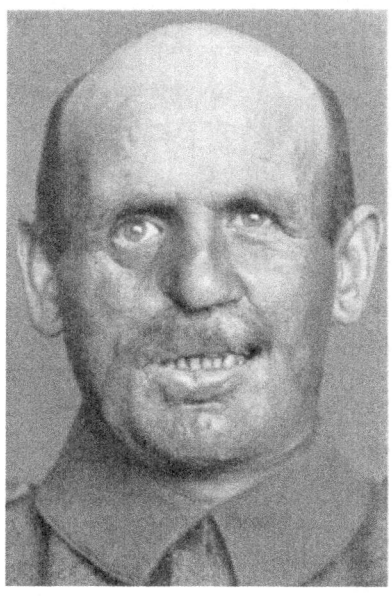

Abb. 58. Fall Weber nach Abstoßung der nekrotischen Kieferteile und Ausführung der Cheiloplastik.

Prothese das Ergebnis in dieser Beziehung noch verbessern, ebenso wie bei Zahnverlust ein guter Ersatz nach der Cheiloplastik unerläßlich ist.

Lexer bevorzugt die Bildung der Oberlippe durch seine Temporalisplastik. Er entnimmt auch bei Kriegsverletzten einen pistolenförmigen Stiellappen aus der Schläfengegend, der zur Hälfte behaart, zur Hälfte unbehaart ist. Dieser Stiellappen wird gedoppelt. Die innere, nicht behaarte Fläche dient zum Ersatz der Lippen- und Wangeninnenseite, während die behaarte Fläche die äußere Haut und gleichzeitig den Bart ersetzt. Der nichtbenötigte Teil des Stiels wird später wieder nach der Stirn zurückgeklappt.

Das Verfahren hat zweifellos Vorteile und verdient in manchen Fällen Anwendung. Einer Verallgemeinerung stehen die schon erwähnten Nachteile gegenüber, ferner der Umstand, daß es sich doch um ein ziemlich eingreifendes

Verfahren handelt und eine sekundäre, sichtbare Entstellung geschaffen wird.
Meist kommt man mit dem Heraufschlagen eines Halslappens mit oder ohne
Doppelung aus. Ein Bartersatz läßt sich auch durch Verpflanzung einer
kräftig behaarten Stelle von hier oder vom Kinn erreichen.

2. Meloplastik bei einfachen und penetrierenden Wangendefekten und wegen Kieferklemme.

Einfache Wangenplastiken, wie wir sie nach der operativen Entfernung von Lupus, Hauttumoren oder größeren Nävi zu machen haben,
kommen in der Kriegschirurgie verhältnismäßig selten vor. Bloße Haut-

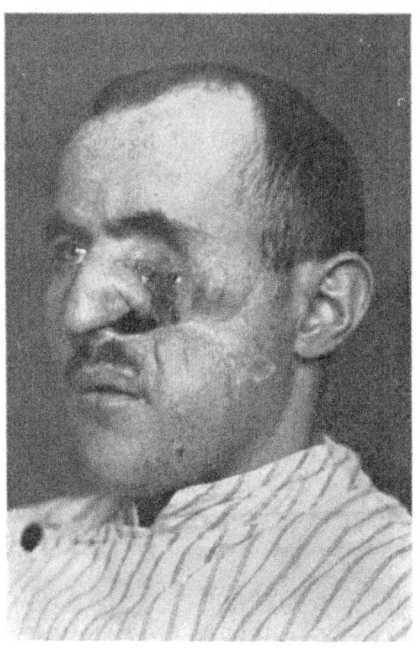

Abb. 59. Verlust des Unterlids. Breite
Eröffnung des Antrums und des Nasen-
ganges.

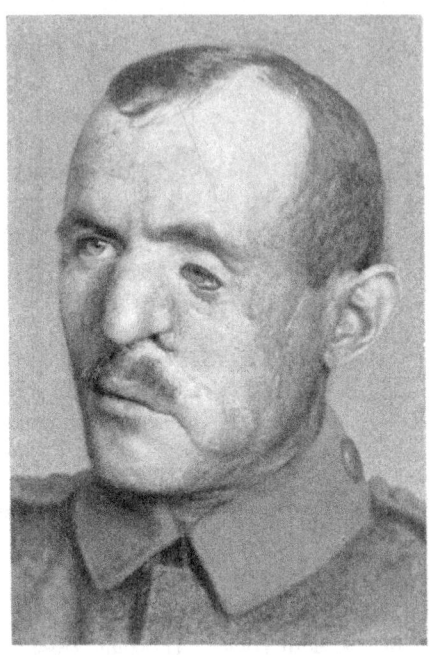

Abb. 60. Defektdeckung durch gedoppelten
Halslappen. Orbita durch Dehnungsapparat vertieft. . Trägt Kunstauge.

defekte können durch Streifschüsse verursacht sein. Gelegentlich kann auch
durch einen Querschläger oder durch indirekte Geschoßwirkung bei Oberkiefer-
querschüssen ein größerer Substanzverlust lediglich der Haut hervorgerufen
werden. In der Mehrzahl der Fälle haben wir es jedoch mit durchgehenden
Zerstörungen der Wange zu tun, die uns nötigen, eine kombinierte Plastik
auszuführen, d. h. außer der äußeren Haut und der Mukosa auch das Fettpolster
wieder zu ersetzen, nach Möglichkeit die Muskelfunktion instand zu bringen
und zertrümmerte Knochenpartien aufzubauen. Die hieraus erwachsenden
Schwierigkeiten können sich durch gleichzeitige Zerstörung des Unterlides
oder des ganzen Orbitalinhaltes und durch Verletzungen der Nase noch wesentlich erhöhen. Wir sind dann oft genötigt, erst die Verschließung der weit auf-
gerissenen Oberkieferhöhle und die Bildung der inneren Fläche einer Wangen-

und Nasenhälfte vorzunehmen, und können nun erst an die Deckung der äußeren Wangenfläche und die Herstellung des Lides herangehen. Später ist man in der Lage, zwischen diese beiden Gewebsschichten noch freie Fettlappen einzulagern, um die Wange zu füllen und gleichzeitig dem späteren Narbenzug vorzubeugen.

Ferner kommt als letztes die autoplastische Knochenimplantation in Frage, durch die etwa der Infraorbitalrand, der Arcus frontalis, das Jochbein erneuert wird. Hand in Hand mit diesem Wiederaufbau der Wangenweichteile, bei dem ebenso wie bei der Stomatopoiesis stets Rücksicht auf eine ungehinderte Mundöffnung zu nehmen ist, muß die Anbringung der Zahnprothesen gehen, damit die Patienten bald ihre Kiefer wieder in Funktion setzen können. Dies trägt nicht wenig dazu bei, die neugebildete Wange zu dehnen und zu wölben, da die Gewebe durch kräftiges Kauen fortwährend gewissermaßen massiert werden. Bei der Meloplastik eine Verschiebung größerer Teile der Wange selbst vorzunehmen (Methode nach Kraske-Gersuny oder die Doppelung der Wangenhaut nach Czerny), erscheint mit Rücksicht auf die möglicherweise noch vorhandenen Fazialisäste nicht immer ratsam. Bisweilen ist gerade noch der Mundwinkel, der Augenwinkel innerviert, und diese wertvollen Nervenzüge werden durch unser Vorgehen gestört. Besser lehnen wir uns an das Verfahren von Israel (Lappendoppelung vom Hals), wie es v. Hacker getan hat, an die Plastik Hahns und v. Hackers (Stiellappen von der Brust), die kürzlich Schepelmann mit Erfolg ausführte, oder wir halten uns an die Lappendoppelung aus der Stirn nach Lexer. Die Hauptmängel dieser Methoden: störender Farbenunterschied der eingepflanzten Haut, Behaarung an Stellen, wo sie nicht hingehört, lassen sich bis zum gewissen Grade beseitigen. Gegen den ersten Fehler hilft die Besonnung mit künstlichem Höhenlicht, gegen den zweiten die narbenlose elektrolytische Zerstörung der Haarwurzeln nach Kromayer.

Einige Regeln sind bei der Loslösung und Umklappung dieser meist großen Stiellappen zu beachten. Die Hauptbedingung ist, daß die Blutversorgung in keiner Weise leidet. Hierzu ist der Lappen am Hals vor allem genügend dick zu wählen. Man muß das Platysma und die unter diesem liegende tiefere Halsfaszie mitnehmen, so daß Sternokleido- und laterale Halsmuskeln entblößt sind. Dann muß die Anästhesie so gemacht werden, daß wenigstens die dem ernährenden Stiel gegenüberliegenden Teile kein Anästhetikum enthalten (Braun). v. Hacker bekämpft in seiner Modifikation der Israelschen Meloplastik, die sich zur Beseitigung der narbigen Kieferklemme nach Schußverletzungen besonders eignet, die drohende Nekrose des Halslappens auf folgende Weise: Er bildet aus der hinter dem Defekt oder der exzidierten Narbe noch gelegenen intakten Haut eine Brücke, unter die der Stiel des Halslappens gesteckt wird, so daß er von dort Ernährung und Schutz vor dem Austrocknen erhält. Später wird diese Brücke sowohl wie der Stiel zum Deckel benutzt. Es braucht also auch nicht soviel Halshaut heraufgeschlagen zu werden.

Bei der Ablösung des Lexerschen Stirn-Kopfhautlappens ist am besten die Fascia temporalis mitzunehmen, wodurch eine Gefährdung der zu dieser Plastik unerläßlichen Art. temporalis leicht vermieden wird (Horsley). Im allgemeinen muß gerade bei dem Aufbau der Wange von Fall zu Fall entschieden und die Behandlung vor allem auch nach den Nebenverletzungen eingerichtet werden.

Unser Hauptaugenmerk richtet sich dabei auf völlige Behebung der Kiefer-klemme. Liegt diese an einem Mangel der äußeren Haut, so kann nur weiteres Heranschaffen von Material aus entfernteren Körperstellen helfen, ev. auch vom Arm, nach der italienischen Methode. Liegt sie an den narbigen Verände-rungen der Schleimhaut, so muß hierfür Ersatz durch Schleimhautstiellappen, freie Verpflanzung von Mukosa oder von Thierschstreifen gesorgt werden, wie im allgemeinen Teil bei der Behandlung der Narben ausgeführt wurde. Sind Muskelschrumpfungen und Entartungen der Grund der Kieferklemme und läßt sich auf mediko-mechanischem Wege (permanente Dehnung und Kräftigung der Kaumuskeln durch den Apparat von Steinkamm!) nichts mehr erreichen, so hilft nur operatives Vorgehen. Liegt die Behinderung der Kieferöffnung am Musc. temporalis, so wird seine Ansatzstelle am Proc. cora-coideus abgemeißelt und in die Knochenlücke ein Stück Muskel oder Fett gelegt (Heile). Sind Masseter oder die Pterygoidei zu beschuldigen, so werden sie

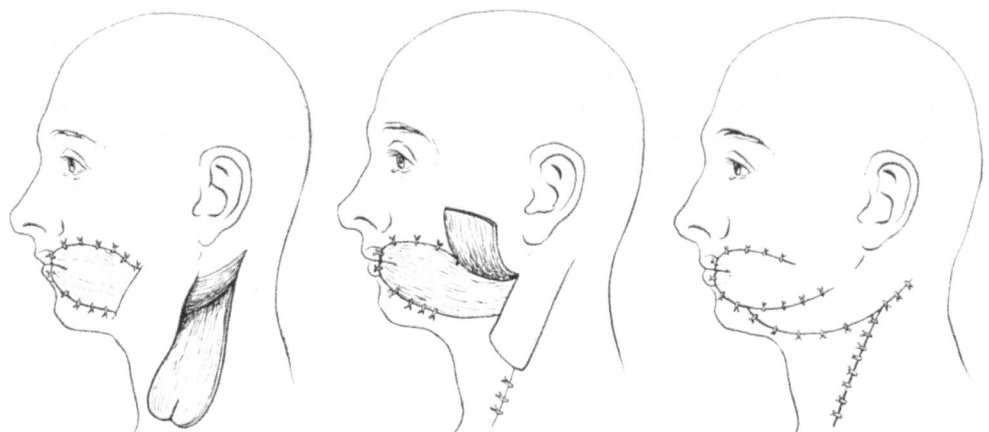

Abb. 61. Meloplastik nach Israel-v. Hacker.

von einem Einschnitt am Unterkieferrand aus stumpf vom Knochen losgehoben, bis sich die Öffnung des Mundes in genügender Weise bewerkstelligen läßt. Ist die Kieferklemme ossalen Ursprungs, beispielsweise durch Anschlagen des aufsteigenden Kieferastes am Kallus oder an vorspringende Knochenteilen nach einer Oberkieferfraktur bedingt, so kann auch hier schließlich nur blutiges Vorgehen mit Meißel und Hohlmeißelzange helfen. Ebenso soll man mit der Operation bei Kieferankylosen nicht zu lange warten, da sich hierdurch Schrump-fung und Entartung der Kaumuskeln nur verschlimmern. Wir ziehen die einfache Osteotomie des Gelenkfortsatzes dicht unterhalb des meist zerstörten Köpfchens mit Hereinschlagen eines Muskelstiellappens nach Helferich der Königschen Gelenkresektion und der Faszieninterposition nach Kirschner vor. Eine hochsitzende Pseudarthrose des Gelenkfortsatzes kann ein ausgezeich-netes funktionelles Resultat geben.

3. Rhinoplastik.

Wir unterscheiden mit Joseph eine totale und partielle Rhinoneoplastik, wenn es sich um Maßnahmen handelt, die dem Ersatz dienen; außerdem eine

Rhinoorthoplastik, wenn ein bloßes Aufrichten oder Geradestellen der vorhandenen Teile unsere Aufgabe ist. Zu einer wirklichen totalen Nasenplastik, die streng genommen eine völlige Zerstörung auch des knöchernen Stützgerüstes zur Voraussetzung haben müßte, haben wir bei Kriegsverletzten glücklicherweise nicht oft Gelegenheit. So gräßlich manche Gesichtsverletzungen auch sein mögen, ein vollständiger Verlust der knorpeligen und knöchernen Teile der Nase zählt doch zu den Seltenheiten (einige Fälle wurden von Brüning beobachtet). Auch die glatten Verluste der knorpeligen Nase, deren Häufigkeit in alten barbarischen Zeiten wir die hohe Entwicklung der Rhinoplastik überhaupt verdanken, sind trotz aller Schrecken dieses Krieges nicht häufig. Sie können durch Säbelhiebe (v. Lesser), auch durch Flankenschüsse oder Granatsplitter verursacht werden. Über Verstümmelungen des Gesichts von Gefangenen, denen nach altem Brauch die Nase, teilweise mit einem Stück Oberlippe abgeschnitten wurde, berichtete Brüning aus dem Orient.

Für diese mehr oder weniger vollständigen Nasenverluste steht uns
1. die frontale (indische),
2. die brachiale (italienische) Rhinoneoplastik zur Verfügung. Bei der ersteren können wir uns für die Herstellung

a) eines Nasendaches nach Schimmelbusch (Lexer),

b) für eine sogenannte Profilnase nach v. Hacker entscheiden. Bei der zweiten Art haben wir die Wahl, den direkten Weg einzuschlagen, d. h. vom Arm selbst Weichteile und Knochen für die Nase zu entnehmen, oder indirekt vorzugehen, d. h. die Weichteilknochennase erst wo anders, beispielsweise auf der Brust, fertig zu modellieren, sie dann auf den Arm und von dort erst ins Gesicht zu setzen. Endlich bleibt uns noch die Möglichkeit, zunächst nur einen Weichteilklumpen aus Armhaut an Stelle der Nase hinzupflanzen und ihm erst sekundär durch freie Knochenimplantation einen knöchernen Halt und ein Profil zu verleihen (Joseph).

Alle diese Methoden haben ihre Vorteile und ihre Nachteile, die sich bei näherer objektiver Betrachtung absolut gleichen. Es erübrigt sich also, den Streit darüber, welcher man den Vorzug bei Kriegsverletzten zu geben habe, fortzuführen. Vielmehr genügt die Feststellung, daß beide, die indische wie die italienische Rhinoplastik in der Hand des auf sie eingearbeiteten Chirurgen brauchbare Resultate geben können; mehr aber nicht. Von einem wirklich kosmetischen Ergebnis kann, wenn wir ehrlich sein wollen, weder im einen, noch im andern Fall die Rede sein. Wir haben ein Organ nachzubilden, dessen feine, künstlerische, von der Natur für jeden Menschen so überaus charakteristische Form wir operativ nachzuahmen nie in der Lage sein werden. Trotzdem sollen wir uns von dieser Unzulänglichkeit nicht beirren lassen und — wenn wir auch keine schönen Nasen machen können — doch wenigstens danach streben, funktionierende Nasen zu bilden, d. h. Nasen, die auch eine freie Atmung gestatten. Hierauf wurde unseres Erachtens bisher zu wenig Wert gelegt. Wir haben bereits im allgemeinen Teile darauf hingewiesen, daß dies Ziel am leichtesten durch ein Zusammenarbeiten mit dem Zahnarzt erreicht wird.

Neben dem indischen und italienischen hat man sich natürlich auch des sogenannten „französischen" Verfahrens bedient, wobei Stücke der

Wange zum Aufbau der Nase herangezogen werden. Außerdem hat es sich
gelegentlich als zweckmäßig erwiesen, Teile der Nase selbst (Langenbeck)
zu verlagern, was natürlich auf eine Verkleinerung des Organs heraus-
kommt (Esser).

Es ist erklärlich, daß die einzelnen Autoren ihren zu Friedenszeiten er-
probten Methoden auch bei Kriegsverletzten treu geblieben sind. So ist in der
Grazer Klinik an den Verwundeten der durch v. Hacker vertretene bildnerische

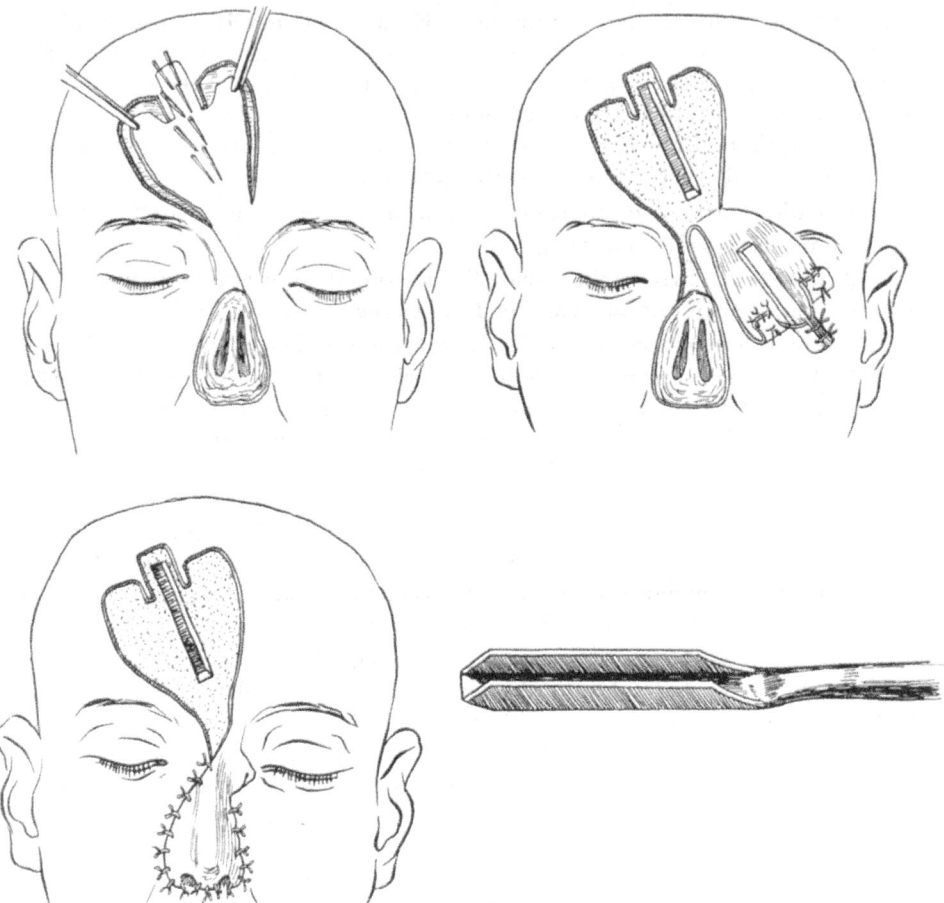

Abb. 62. Totale Rhinoneoplastik nach Kolin und Schmerz (Profilnase).

Ersatz der Nase aus der Stirn von L. Kolin und H. Schmerz erfolgreich angewandt worden. Man umschneidet die Konturen der Nase, auch die des Septums nach einem Modell aus Billrothbattist auf der Stirn, und zwar werden Haut,
Periost und Knochenspange nicht, wie bei König und Schimmelbusch,
aus der Mitte, sondern schräg von der rechten Stirnhälfte bis zur Haargrenze,
entnommen. Statt des breiten, zum Nasendach dienenden Knochens wird
mit einem Rinnenmeißel nur ein schmaler Span herausgeschlagen, da es nicht
auf eine Dachbildung, sondern auf die Herstellung eines Profilgerüstes abgesehen

ist. Dieser Span muß so lang sein, daß sein mit Haut umhülltes Ende noch
umgeknickt und zum Septum nasi gemacht werden kann. Die Knochenleiste
soll unten sogar möglichst noch in den Oberkieferknochen versenkt werden,
ebenso, wie sie oben an den Resten des Nasenbeins vernäht wird, damit das
Nasengerüst festen Halt bekommt. Bis auf die spätere Korrektur des Stirn-
lappenstiels und die sekundäre Verdeckung der Stirnwunde nach Thiersch
und Krause operieren Kolin und Schmerz also eigentlich in einer Sitzung,
was sicher viel für sich hat. Man bedenke aber die Schwierigkeiten der einheit-
lichen Entnahme eines so langen Knochenspans aus der gewölbten Stirn, ferner
die unseres Erachtens nicht genügende Epithelisierung des Naseninnern, endlich
die ziemlich hochgradige Entstellung der Stirn durch Herausmeißeln eines
Knochens, bei dessen Loslösung die Autoren selbst eine Eröffnung der Stirn-
höhle sowohl, wie eine Freilegung der Dura erlebten.

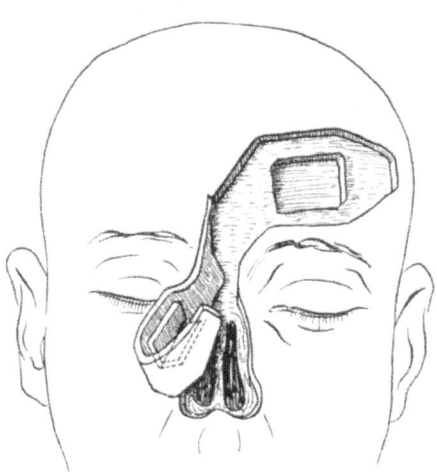

Auch Brüning ist bei der Rhinoplastik seiner verstümmelten Orientalen
so vorgegangen, daß er die ganze Nase
sozusagen in einem Guß aus der Stirn geschaffen hat. Um Material zu gewinnen,
legt er seine Schnitte fast quer über
Stirn und Augenbrauen und kann so die
Rückseite seines breiten Periostknochen-
lappens, den er, wie Schimmelbusch
dachförmig einknickt, gleich mit Haut
decken. Der Einfachheit wegen verzichtet Brüning auch auf die Bildung
des Nasenseptums, dessen Fehlen er
für gering erachtet, was mit Rücksicht auf asiatische Verhältnisse vielleicht zutreffen mag. Des weiteren rügt
der Autor an seinem Verfahren selbst,
daß die so gewonnenen Nasen nicht
selten etwas zu klein ausfallen.

Abb. 63.   Totale Rhinoneoplastik nach
Schimmelbusch-Brüning (Dachnase).

Im Gegensatz zu diesem Verfahren der frontalen Nasenplastik hat sich
Lexer an die von ihm schon vor Jahren bis ins kleinste ausgearbeitete brachiale
Methode gehalten. Eigentlich besteht sein Operationsweg in einer glücklichen
Kombination des italienischen Verfahrens mit der von Israel geübten freien
Knochenimplantation, wozu noch die endgültige Bearbeitung der Nase nach
Schimmelbusch's Prinzipien kommt. Lexer pflanzt zunächst einen periost-
bedeckten, keilförmigen Tibiaspan in den linken Arm und nach beiderseitiger
Umkleidung mit Haut von dort ins Gesicht. Es wird also für eine vorherige
vollständige Überhäutung auch der Naseninnenfläche gesorgt, was für die
spätere freie Atmung Grundbedingung ist. Der Tibiaspan muß mit der Nasenwurzel und den Rändern der Apertura piriformis in feste Verbindung treten.
Nach 10—14 Tagen wird der Arm vom Kopf losgetrennt und die weitere Bearbeitung des Transplantats an Ort und Stelle vorgenommen. Das häutige und
knöcherne Septum wird der Innenfläche des Armlappens entnommen. Die
Nasenspitzenbildung geschieht ev. durch weiteres Einpflanzen eines freien
Knochenstückchens. Ähnlich wie Lexer ist Kausch verfahren. Auch er

hat ein Periostknochenstück der Tibia erst unter die Armhaut verpflanzt, hat die Rückseite seines plastischen Lappens nach Thiersch epithelisiert und das ganze dann zum Bau der Nase verwandt.

Neben den bisher erwähnten totalen Nasenplastiken bestände auch die Möglichkeit, den zu Friedenszeiten von König vorgeschlagenen Weg zu betreten. König geht bekanntlich ebenso wie Lexer indirekt vor, schneidet die Nase aber aus Brusthaut, weil diese hinsichtlich ihrer Eigenschaften dem Gesicht mehr ähnelt, als die vom Arm verpflanzte, und nimmt zu gleicher Zeit den periostbedeckten Sternalknochen und ein Stück Rippenknorpel mit. Er bildet aus diesem Material eine Kreuzfigur von entsprechender Größe, die er sofort unter einem Brückenhautlappen vom Oberarm zur Anheilung bringt, um schließlich mit dem nach Abknickung eines Septums und weiterer Korrektur fast fertigen Gebilde ins Gesicht zu wandern.

Endlich könnten wir uns noch für die Rhinoneoplastik Josephs entscheiden, die außer ihrer Einfachheit und Zweckdienlichkeit noch den Vorzug hat, verhältnismäßig kosmetisch zu sein. Joseph bildet zuerst eine reine Weichteilarmnase, die er alsdann durch Einfügung zweier dreikantiger, an der Stirn und am Oberkiefer angestemmter Tibiaspäne stützt. Beide Knochenstücke werden so lang gewählt und aufeinander gestellt, wie zur Erzielung des gewünschten Nasenprofils nötig ist. Schwierig erscheint die Einführung des Stützpfeilers, der das Septum vertritt. Joseph legt ihn erst quer in die Oberlippe und richtet ihn erst später unter Mitnahme eines Weichteilstückes von dort auf, wodurch jedoch eine kleine Cheiloplastik nötig wird.

Wir möchten folgende neue Methode einer totalen Nasenplastik der Nachprüfung empfehlen, die zunächst der eben beschriebenen gleicht, im Prinzip jedoch sich von allen bisherigen Operationen wesentlich unterscheidet.

1. Bildung einer reinen, aber kompakten Weichteilnase aus Haut und Fett des Oberarms. Es wird auf Herstellung des Naseninnern also völlig verzichtet und nur die äußere Form der Nase modelliert, wobei darauf zu achten ist, daß das ganze Gebilde wegen der späteren Schrumpfung zunächst etwas größer ausfällt, als erwünscht ist. Die Unterfläche wird epithelisiert, so daß die Nase an einem seitlichen Stiel dem Arme anhängt.

2. Verpflanzung der Weichteilnase an die Stelle des Defektes, der vorher bis auf die dem Lappenstiel gegenüberliegende Seite der Apertura piriformis gut angefrischt worden ist. Dreiseitige Naht, oben mit der Stirnhaut, seitlich mit der einen Wange, unten mit der Oberlippe bzw. dem Oberkiefer. Etwa 14 Tage lange Fixierung des Arms am Kopf durch gut gepolsterten Stärkeverband.

3. Abtrennung des Lappenstieles und Vernähung mit dem letzten freien Rande des Defektes. Die Weichteilnase verschließt jetzt vollständig die Apertura piriformis. Da sie noch keine Nasenlöcher hat, ist die Nasenatmung zunächst aufgehoben. Die hinten überhäutete Fläche der Ersatznase legt sich ev. an noch vorhandene Vomerreste an. In derselben Sitzung: kleine quere Inzision an der Stelle der Nasenspitze, subkutane Untertunnelung des Nasenrückens bis zur Stirn, in die mit einem langen Bohrer ein mäßig tiefes Loch gemacht wird. Ebensolche subkutane Tunnelbildung von derselben Hautwunde aus in der Mitte der Nasenunterfläche, also an der Stelle des Septums, nach der Mitte der Oberkieferhälften hin. Einführung zweier schmaler, ringsum in

Periost gehüllter autoplastischer Knochenleisten aus der Tibiakante. Die eine Knochenspange bildet das Nasendach, die andere das Septum. Erstere stemmt sich an die Stirn, letztere an den Oberkiefer fest an. An der Nasenspitze werden beide so aufeinander gelegt und mit einer Periostkatgutnaht miteinander verbunden, daß sie die Nase aufrichten. Auf diese Weise kann man jedes gewünschte Profil herstellen. 8—10 Tage Pause.

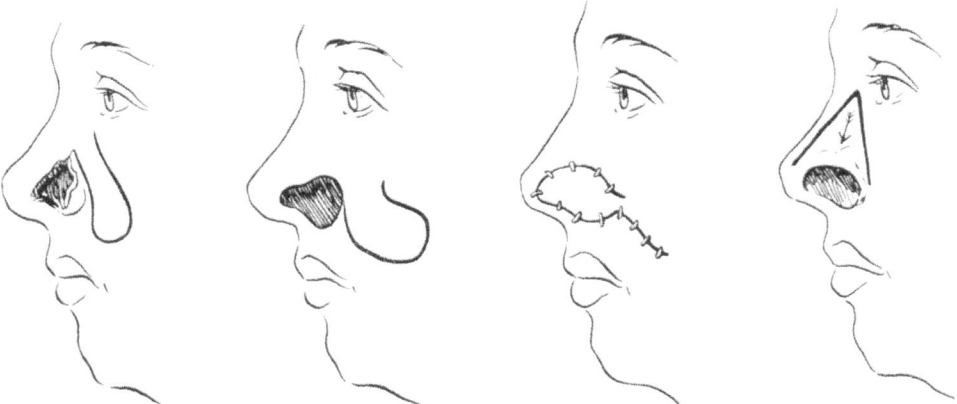

Abb. 64. Verschiedene Methoden zur Bildung des Nasenflügels.

4. Bildung der Nasenlöcher, die von unten her mit feinem Messer zu beiden Seiten des knöchernen Septums herausgeschnitten werden, wobei jedoch die Hinterwand noch nicht durchstoßen wird. Abdrucknahme der ausgeschachteten Nasengänge mit zahnärztlicher Stentsmasse. Umhüllung der so gewonnenen Abgüsse mit je einem Thierschlappen und sofortige Versenkung in die Nase. Fixation der Stentspfröpfe durch einen Metallbügel an der Stirn. 6 Tage Pause.

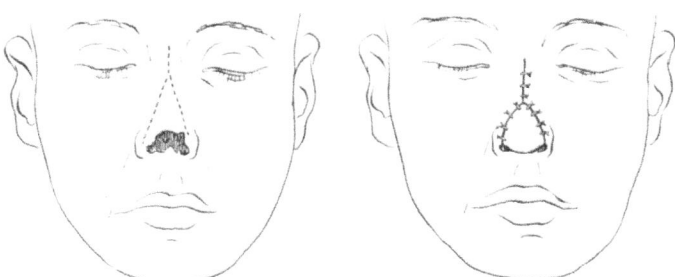

Abb. 65. Bildung der Nasenspitze aus dem Nasenrücken.

5. Entfernung der Stentspfröpfe aus den nunmehr epithelisierten beiden Nasengängen. Fortnahme der letzten dünnen Scheidewand zwischen den Tunneln und dem Naseninnern. Herstellung der freien Nasenatmung. Behandlungsdauer etwa ein Monat.

Vorteile des Verfahrens: Verhältnismäßige Sicherheit der einzelnen Akte, die, ohne daß Schaden angerichtet wird, obenein jederzeit wiederholt oder verbessert werden können. Durch die nachträgliche Knocheneinpflanzung in die Weichteilnase wird die bei dem indirekten Verfahren leicht eintretende

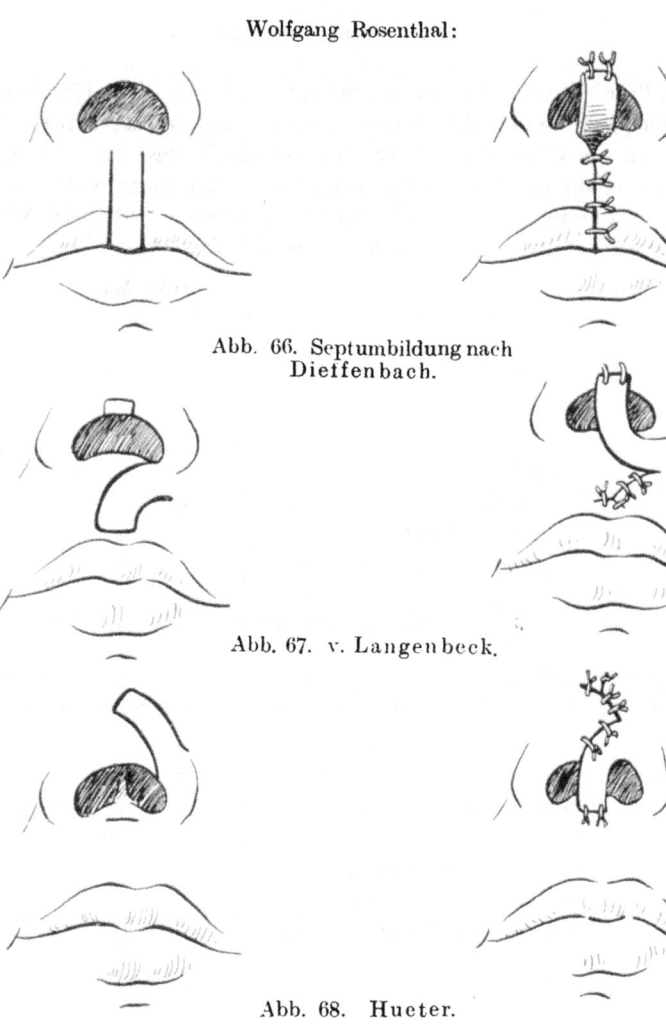

Abb. 66. Septumbildung nach
Dieffenbach.

Abb. 67. v. Langenbeck.

Abb. 68. Hueter.

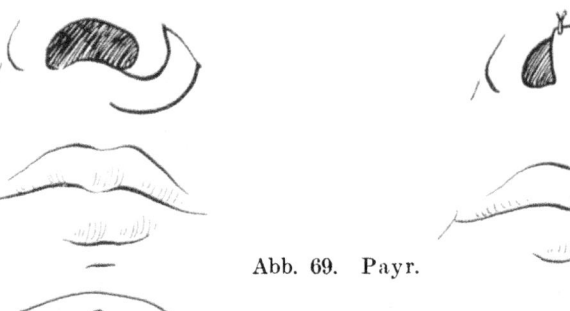

Abb. 69. Payr.

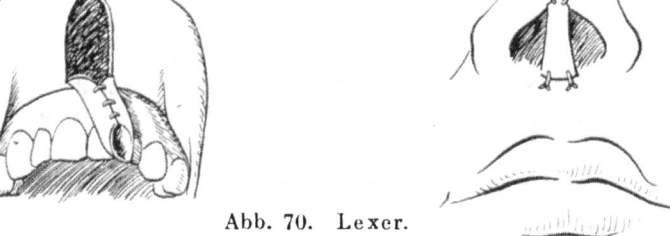

Abb. 70. Lexer.

Atrophie des Knochens und die Möglichkeit einer Infektion vermieden. Die Herstellung der Nasengänge durch die kompakte Nase gefährdet das knöcherne Nasenseptum nicht, dessen Einführung in eine vorher gebildete häutige Nasenscheidewand Schwierigkeiten und Gefahren enthält. Die Ersatznase kann wirklich nach Belieben groß, lang, gradlinig oder gebogen gestaltet werden, je nachdem man den Weichteilkloß wählt und alsdann das knöcherne Nasengerüst hebt. Jede Entstellung der Stirn wird vermieden.

Was die partielle Rhinoneoplastik betrifft, so dürfte sich zum Ersatz der fehlenden Nasenspitze oder der Nasenflügel ein Versuch mit der freien Verpflanzung von Stücken aus dem Ohr desselben Patienten (nach Mangold und König) empfehlen. Wir haben bei der autoplastischen Verwendung des haut-

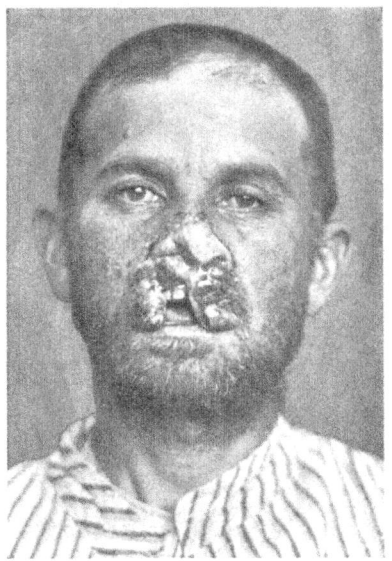

Abb. 71. Handgranatenverletzung.

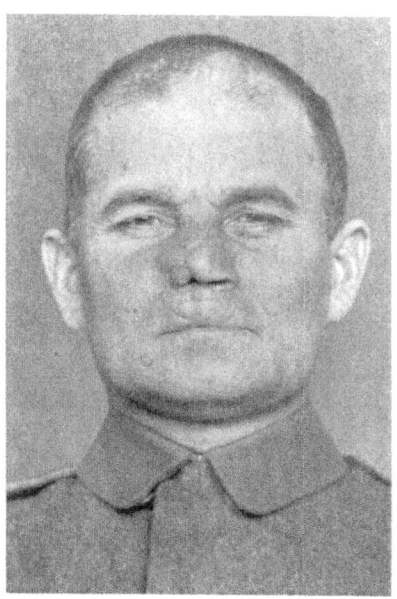

Abb. 72. Derselbe Fall nach der Lippenplastik. Ersatz der fehlenden Nasenteile aus der Nase selbst.

bedeckten Ohrknorpels nie Mißerfolge gesehen, selbst wo wir in mehreren Sitzungen Stücke aus beiden Ohren aneinander setzten. Man darf die Transplantate nur nicht zu groß, vor allem nicht zu breit nehmen, sondern lieber nacheinander mehrere schmale, längere Stücke einfügen. Unterberger, Eitner u. a. haben ebenfalls erfolgreiche freie Knorpelübertragungen vorgenommen. Andere Autoren haben dem Verfahren offenbar mißtraut und nehmen den Ersatz fehlender Nasenteile entweder nach französischer Manier aus der Wange (Brüning) oder aus der Nase selbst. So deckte v. Lesser die durch Säbelhieb verloren gegangene Nasenspitze durch Haut des Nasenrückens. Esser verkleinert in geeigneten Fällen das Nasenskelett und nimmt eine Ummodellierung vor, damit die auf diese Weise gewonnene Haut ausreicht. Er behauptet sogar, daß durch eine solche Verkleinerung der Nase die meisten Menschen gewinnen. Fehlt das Nasenseptum und die Nasenspitze, so kann

man sich sehr gut durch die von Payr empfohlene Bildung zweier langer,
schmaler Lappen aus der Nasolabialfalte mit Stielen an der Nase helfen. Oder
man nimmt das Septum nach Lexer aus der Oberlippeninnenfläche, eine sehr
hübsche, dankbare Operation.

Ist aus Lippe und Nase für die Nasenscheidewand nichts zu holen, so
kann auch hier die freie Knorpeltransplantation Platz greifen. Johnson
heilte eine zum Aufbau der Nasenspitze und zur Hebung des Nasenrückens
nötige Knorpelknochenspange erst in die Wange ein, um sie acht Tage später
mit der gestielten Wangenhaut an Ort und Stelle zu bringen.

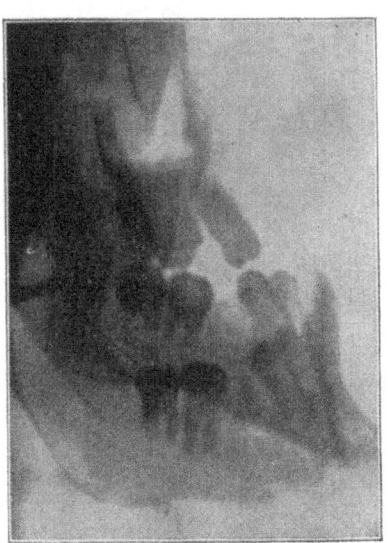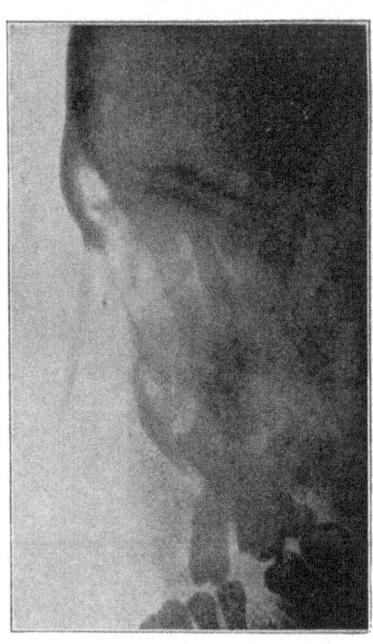

Abb. 73. Völlige Zerstörung des knö-   Abb. 74. Derselbe Fall nach Ein-
chernen Nasengerüstes.   pflanzung eines Tibiaspans.

Auf dem Gebiete der Rhinoorthoplastik kommen vor allem zwei
Operationen in Frage:

1. Die Hebung der traumatischen Sattelnase, die mit Recht fast aus-
schließlich durch die subkutane Einfügung eines autoplastischen Periostknochen-
spans erreicht wurde. Die einen Autoren nehmen hierfür die kleine quere
Inzision am Nasenrücken vor, da die Einheilung auf diese Weise eine günstigere
ist. Die anderen bevorzugen wegen des Fehlens jeder sichtbaren Narbe den
intranasalen Weg. Auf eins sei bei dem Einsetzen dieser Knochenspäne zur
Beseitigung des gesunkenen Nasenrückens oder der Spitze aufmerksam gemacht.
Bringt man das freie Knochenstück nicht in Verbindung mit dem Stirnbein,
was durch Anbohren und einige Katgutnähte von Periost zu Periost leicht
geschehen kann, so erlebt man fast stets eine allmähliche Atrophie des neuen
Nasenbeins und Wiederauftreten der Sattelnase. Außerdem ist die Fixierung der
aufgerichteten Nase durch einen kleinen Stützapparat von der Stirn her zu raten.

2. Die Beseitigung der Schiefnase, um die sich besonders Joseph verdient gemacht hat. Wir beobachten als Folge des Traumas sowohl einen Schiefstand des ganzen Organs, als auch der Nasenwurzel allein. Die

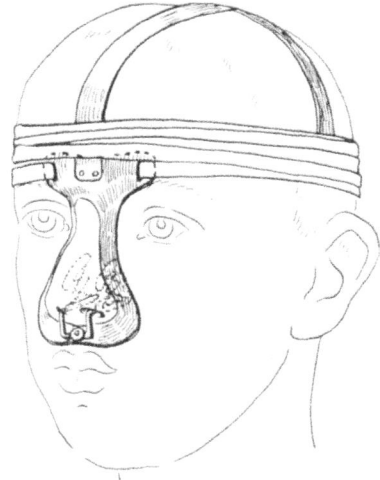 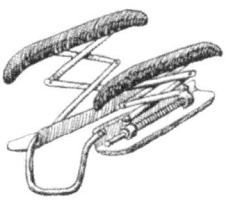

Behebung der erstgenannten Deformierung geschieht nach Joseph auf intranasalem Wege. Es wird an der Breitseite der Nase eine kleine Keilresektion aus dem an das Nasenbein anstoßenden Oberkieferfortsatz und zu gleicher Zeit an der Schmalseite ein linearer Sägeschnitt vorgenommen. Hierauf erfolgt das Redressement, worauf der Patient mehrere Wochen

Abb. 75. Retentionsapparat nach Claude Martin-Schröder für Nasenbrüche.

lang einen entsprechenden Nasenformer tragen muß, bis das Knochengerüst in richtiger Stellung fest geworden ist. Die Korrektur der schiefstehenden Nasenwurzel geschieht in ähnlicher Weise. Von einem kleinen Hautschnitt

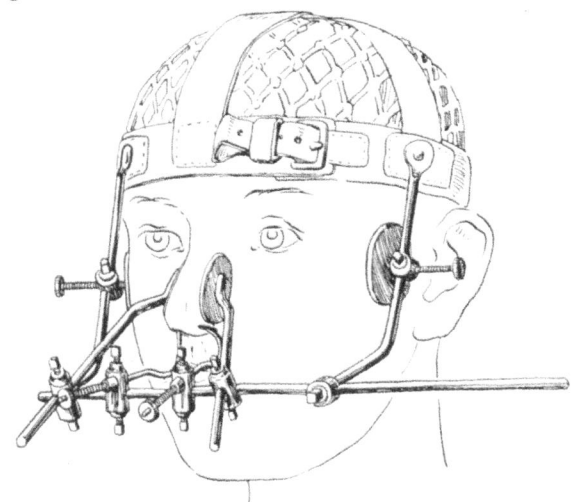

Abb. 76. Universal-Nasenformer nach Ernst.

über der Sutura nasofrontalis wird die Nasenwurzel losgemeißelt und alsdann reponiert. Um das Eintreten einer neuen Abweichung zu verhüten, muß auch hier längere Zeit ein Schiefnasenapparat getragen werden. Über die Behandlung der Nasenbrüche vergleiche man auch die aus der Friedenszeit

stammende Arbeit von Claude Martin, die von Carow ins Deutsche über-
setzt wurde.

Die nachträgliche Modellierung der Nase durch Druckapparate
hat sich außerordentlich bewährt. Da der von Ernst angegebene Universal-
apparat zur Aufrichtung, Unterstützung und Korrektur seitlicher Abweichungen
doch nicht für alle Fälle verwendbar ist, sind zahlreiche andere Modelle entstanden. Solche finden sich bei Ahrend, Bruhn, Lindemann, Misch und
Rumpel. Im allgemeinen handelt es sich um Apparate bisweilen komplizierter
Art, die an der Stirn oder auch an den Oberkieferzähnen Halt finden und entweder von außen durch Pelotten oder vom Naseninnern her durch Ausgüsse
der Gänge auf das Organ einwirken sollen. Die redressierende Kraft geht von
Gummizügen, Federn oder Schrauben aus.

4. Blepharoplastik, Orbitoplastik.

Mannigfaltiger Art können die Aufgaben sein, die uns nach Verletzungen
des äußeren Auges zufallen. Ist das Auge erhalten geblieben, so handelt es
sich vor allem um die Beseitigung von Narben und um die Aufrichtung und
Stützung der Lider. Hierfür steht uns eine Reihe altbekannter Methoden,
Lappenplastiken sowohl, wie die freie Transplantation von Haut, Schleimhaut
und Knorpel, zur Verfügung. Auch das Auftreten von Substanzverlusten
oberhalb und unterhalb des Auges dürfte uns kaum in Verlegenheit bringen.
Haut- und Knochendefekte des Arcus frontalis werden entweder durch eine
gestielte Osteoplastik von der Stirn beseitigt, oder man füllt die Knochenver-
tiefung mit freiem Fett aus.

Verluste des Infraorbitalrandes, die zum Sinken des Bulbus mit Auftreten von Doppelbildern Anlaß geben, werden durch Implantation von
Rippenstücken oder durch vorsichtiges Einschieben eines Keiles aus der Tibia
unter das Periost des Orbitalrandes behoben, bis das Auge die gewünschte
Stellung wieder erhalten hat. Hat ein Streifschuß, eine Verbrennung die
Augenbrauen vernichtet, so hilft eine Stiellappenplastik vom behaarten Kopf
die Entstellung beseitigen (Lexer), oder man nimmt die allerdings mühselige
freie Verpflanzung der einzelnen Haarwurzeln vor (Krusius). Mehr Schwierigkeiten verursacht schon der Aufbau der temporalen Wand der Orbita, zumal
wenn die Umgebung tiefe, mit dem Knochen adhärente und flächenhafte
Narben aufweist. Auch hier kommt man meist nur nach freien Gewebsverpflanzungen zum Ziel.

In der Mehrzahl unserer Fälle handelt es sich jedoch um einen gleichzeitigen Verlust des Auges, das entweder primär der direkten oder indirekten
Geschoßwirkung zum Opfer fiel oder sekundär operativ entfernt werden mußte.

Wir haben nunmehr die Aufgabe:

1. eine Erweiterung des narbig verengten Bindehautsackes nach Lösung,
ev. auch nach Überhäutung der Narben vorzunehmen, worauf im ersten Teil
dieser Arbeit bereits eingegangen wurde;

2. eine Aufrichtung der verzogenen, aber an und für sich erhaltenen Lider
anzustreben;

3. für Ersatz fehlender Lider oder ihrer Teile zu sorgen;

4. unter Umständen eine vollständige plastische Neubildung der Orbita
auszuführen.

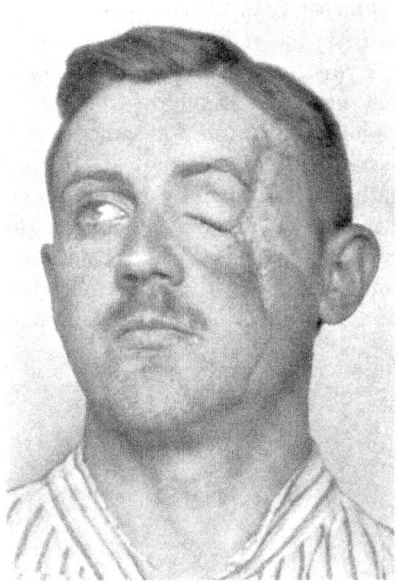

Abb. 77. Totale Verwachsung der narbig
verzogenen Augenlider.

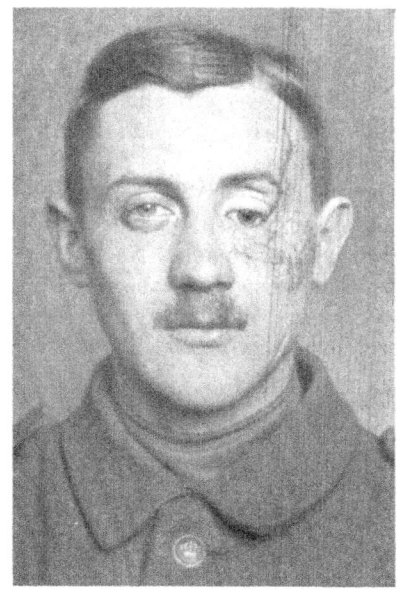

Abb. 78. Derselbe Fall nach Wiederherstellung des Konjunktivalsackes. Infraorbitalrand durch freien Knochen,
Schläfengegend durch freies Fett aus-
gefüllt.

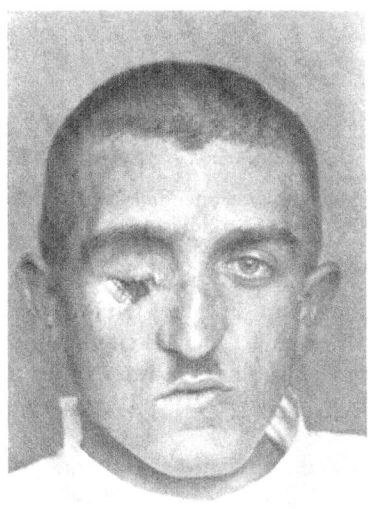

Abb. 79. Partieller Verlust des Unterlids. Narbenschrumpfung des Konjunktivalsackes.

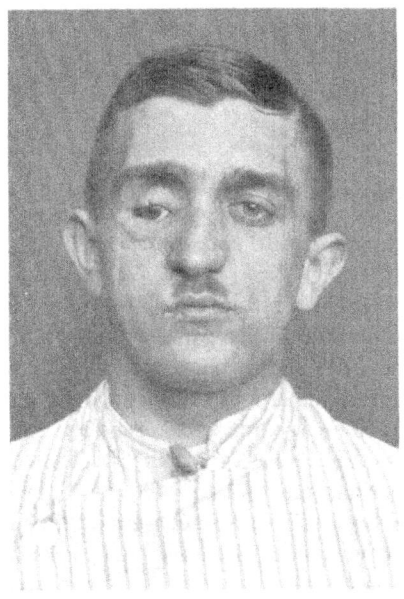

Abb. 80. Blepharoplastik nach
v. Langenbeck kombiniert mit Epi-
theleinpflanzung nach Esser.

Als Endziel unserer Behandlung hat hierbei die Anbringung eines gut sitzenden Kunstauges zu gelten, das beweglich ist. Es ist klar, daß dieses ideale Resultat leichter erreicht werden kann, wenn von Anfang an darauf Rücksicht genommen wird. So hat Oehlecker gleich nach der Enucleatio bulbi eine Knochenkugel aus dem Mittelhandköpfchen eines anderen Verwundeten, bei dem zufällig eine Amputation vorgenommen worden war, unter die Tenonsche Kapsel zur Einheilung gebracht und dadurch ein täuschend funktionierendes Glasauge bekommen. Nach einer Exenteratio rät er, die Knochenkugel unter den Sklerarest zu pflanzen. (Ähnliche Versuche machten früher bekanntlich Lauber und Hanssen mit frei implantiertem Fett, Franke mit ausgekochten, toten Knochen.) Viel kommt vor allem auch darauf an, den Bindehautsack

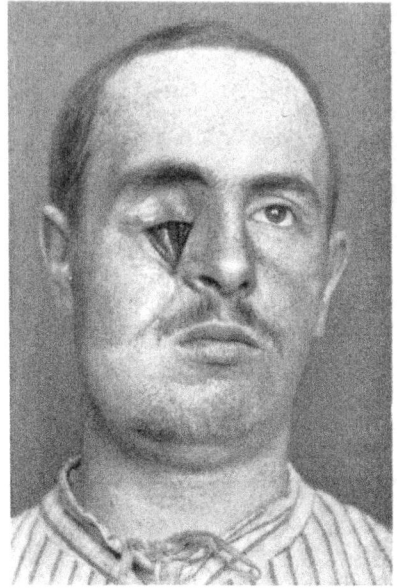 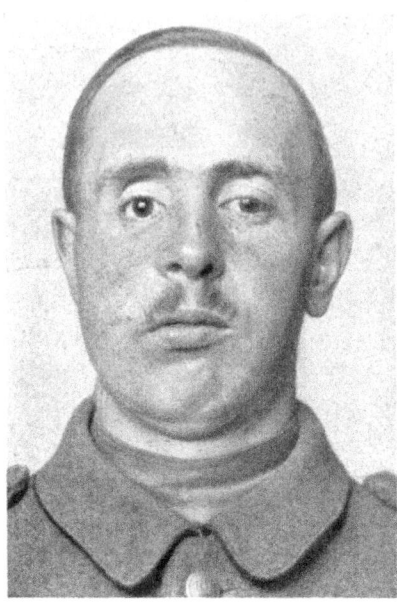

Abb. 81. Fall Hofmann. Verlust des   Abb. 82. Derselbe Fall nach der Unter-
Auges und Unterlides. Großer rechts-   lidplastik.
seitiger Unterkieferdefekt.

vor Schrumpfung zu bewahren. Man darf mit dem Einsetzen einer Prothese ja nicht zu lange warten (Krückmann). Ist Zeit und Gelegenheit zur Anbringung des Definitivauges noch nicht da, so sollte wenigstens eine Interimsprothese geliefert werden, die sich leicht aus Kautschuk, schwarzem Guttapercha oder Stentsmasse improvisieren läßt.

Für die eigentliche Blepharoplastik, die Schaffung des Ersatzlides, ist es ausschlaggebend, ob ein bloßer Verlust der äußeren Haut vorliegt, von der Konjunktiva also noch genug, wenn auch im geschrumpften Zustande, erhalten ist, vor allem, ob der scharfe, knorpelartige Liderrand mit den Zilien oder wenigstens Reste davon noch vorliegen. In diesen glücklichen Fällen genügt beim Unterlid meist die Loslösung der vorhandenen Teile vom Orbitalrande, ihre Aufrichtung und die am besten über einem Stützkloß ausgeführte Naht. Der nach Exzision der Narben größer gewordene Defekt der äußeren Haut ist dann

durch einen dementsprechenden Lappen aus der Schläfe oder der Wange mit
Stiel am äußeren Augenwinkel oder aus der Mitte der Stirn mit Stiel seitlich
an der Nasenwurzel zu decken.

    Während in diesen Fällen die Wiederherstellung des Bindehautsackes
verhältnismäßig gut gelingt, fällt das Ergebnis meist weniger kosmetisch aus,
wenn die Außen- und Innenfläche der Lider fehlt, also auch Teile der Konjunktiva, vor allem der knorpelhaltige, mit Wimpern besetzte Lidrand zu ersetzen
ist. Handelt es sich um kleinere Lidteile, so verspricht die Verwendung eines

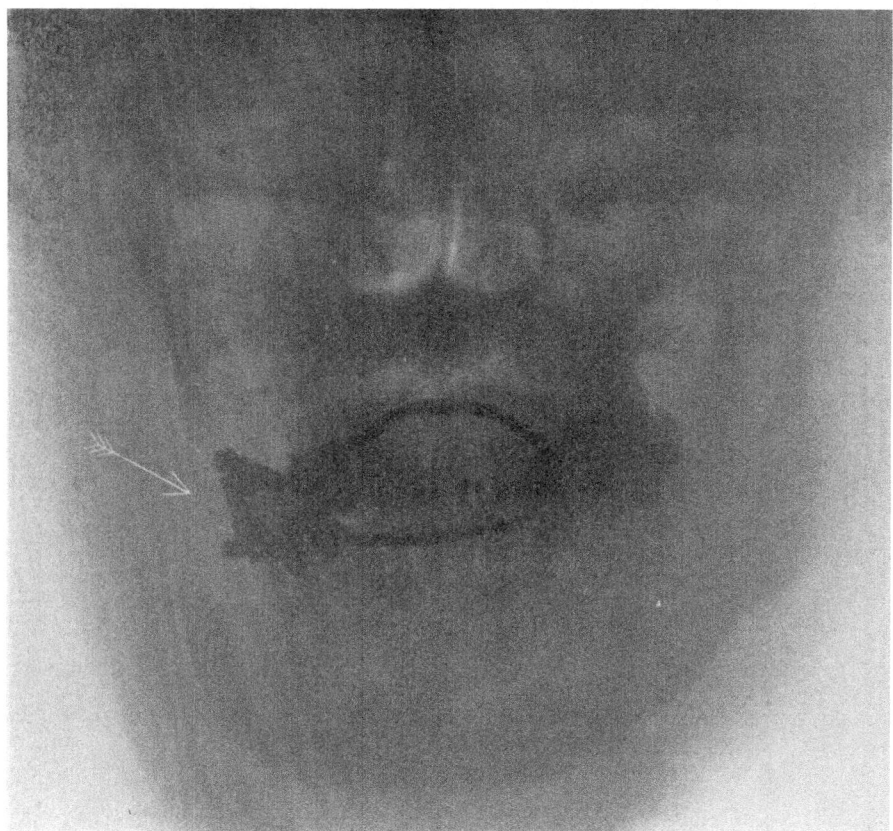

Abb. 83. Fall Hofmann. Defekt des Ramus mandibulae.

Stiel- oder Brückenlappens aus der ganzen Dicke des gesunden Lides nach Art
der früher bereits von Tripier beschriebenen Blepharoplastik Erfolg, wenn
es hierbei auch leicht eine geringe Verkleinerung der Lidspalte gibt. Dieser
Nachteil wird aufgehoben durch den Vorteil, mit einem Schlage ein gut schließen-
des, bewegliches Lid zu erhalten.

    Bei der totalen Blepharoplastik kann man so vorgehen, daß man entweder
die Innen- und Außenseite des Lides aus äußerer Haut bildet (der in der Friedenschirurgie unter dem Namen Jordans bekannte Weg) oder nach de Vincentis
und Uhthoff zur Auskleidung der Innenfläche Schleimhaut verwendet oder

endlich (nach Büdinger) hautbedeckten Ohrknorpel an Stelle der Konjunktiva
einsetzt und auf diese Weise gleichzeitig eine Aufrichtung des Lides erreicht.

Alle diese Wege sind bei Kriegsverletzten unter verschiedentlichen Ab-
änderungen eingeschlagen worden. Der Erfolg ist — wie gesagt — nicht sehr
befriedigend. Am besten wirkt nach der Meinung maßgebender Autoren
(Birch-Hirschfeld) noch die Büdingersche Methode (freie Ohrknorpel-
autoplastik, kombiniert mit Heranziehung von Stiellappen aus der Schläfe,

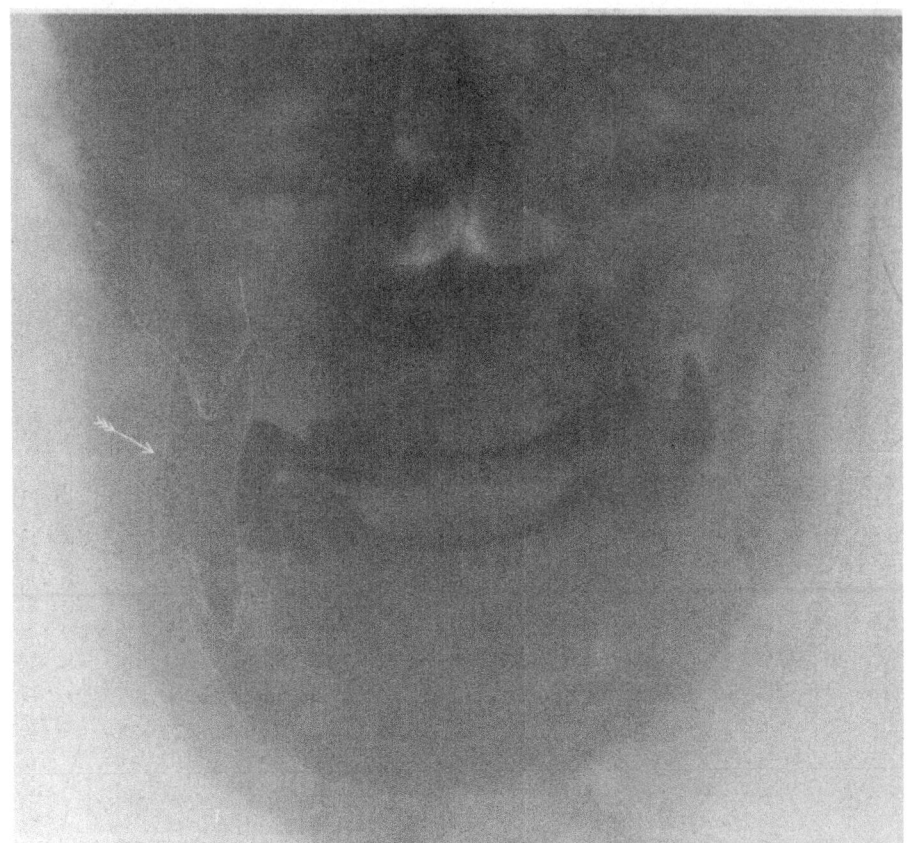

Abb. 84. Fall Hofmann. Implantation eines Tibiaspans. Die mechanische Befestigung
des Knochenstücks ist deutlich gemacht.

Nasenwurzel oder Wange). Aber auch auf diese Art ergibt sich nur ein starres,
unbewegliches Lid. Der schönheitliche Eindruck ist mithin keineswegs erfreulich.
Auch die verschiedenen neueren Vorschläge zur vollständigen Blepharoplastik
erreichen nicht viel mehr. Kalb empfiehlt, das Ersatzlid aus einem Wangen-
stiellappen zu formen, der auf der Innenseite mit einem entsprechenden Stück
der Mundschleimhaut besetzt ist, demnach also aus der ganzen Dicke der Wange
bestehen muß. Der Stiel wird nach Einheilen des Lappens zurückgeschlagen.
Ohne an dem Erfolge dieser Plastik zu zweifeln, möchten wir bemerken, daß
dieses neue Lid zunächst reichlich plump ausfallen muß, so daß sich bis zur

Erzielung eines scharfen Lidrandes verschiedene Korrekturen nötig machen,
daß ferner der Wangenlappen schrumpft und nur durch sekundäre Knorpel-

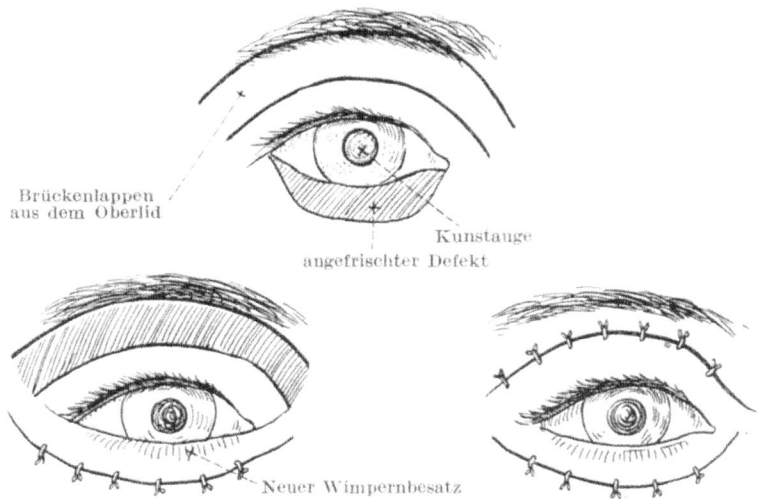

Abb. 85. Blepharoplastik nach Tripier. Ersatz der Augenwimpern aus den Augenbrauen.

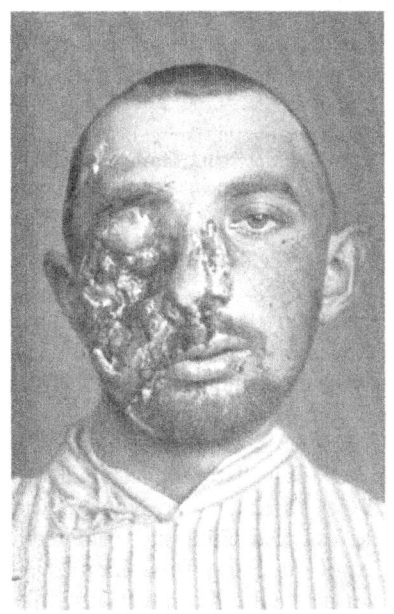

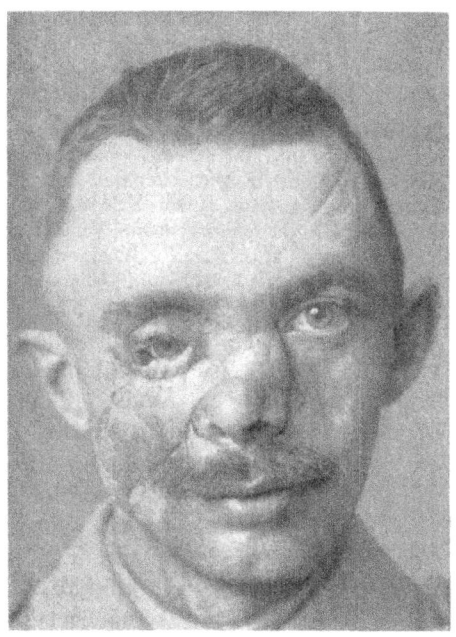

Abb. 86. Kleiner Einschuß linke Nasen-
seite, großer Ausschuß mit Zertrümmerung des Oberkiefers und der Wange
und Verlust des Auges.

Abb. 87. Derselbe Fall während der Behandlung. Erfolg ist noch zu verbessern.

einpflanzung ein Klaffen des Lidspaltes verhindert werden kann, und schließlich,
daß unser neues Lid ebenfalls starr ist.

Auch durch Zuhilfenahme der Esserschen Verpflanzung von Thiersch-
lappen unter Hinzuziehung zahnärztlicher Technik kommt man nicht viel
weiter. Wir sind so verfahren, daß wir an Stelle des Lides zunächst einfach
einen gestielten Hautlappen aus der Wange mit reichlich Fett setzten, auf
Herstellung der Konjunktivalseite und auf Vergrößerung des Bindehautsackes
also gar keine Rücksicht nahmen. Am freien Rande des Lappens, welcher

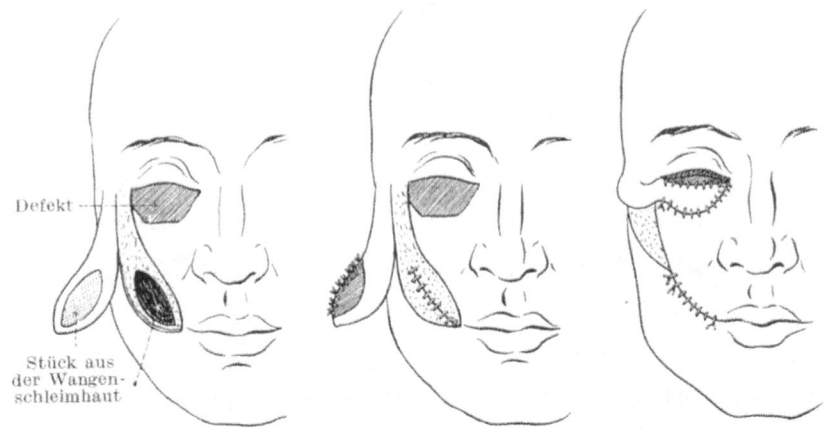

Abb. 88.   Bildung des Unterlids nach Kalb.

später zum Lidspalt werden soll, wurden sodann nach Crusius Zilien ein-
gepflanzt.

Man stanzt mit einem kleinen röhrenförmigen Instrument aus der gefrorenen, behaarten Haut des Kopfes oder der Achselhöhle die kurzgeschnittenen Haare samt ihren
Balgdrüsen mit einem Hautbezirk von ca. $1^1/_2$ cm Durchmesser einzeln heraus und setzt
sie ohne Naht in entsprechende Vertiefungen der Haut ihres neuen Bestimmungsortes.

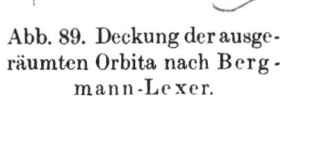

In einer Sitzung lassen sich etwa 10—20 Haare verpflanzen,
40—50 werden benötigt.

Nach Abschluß dieser Maßnahme wird hinter
der neuen Wimpernreihe in den Weichteilkloß ein
halbmondförmiger Einschnitt gemacht und von
diesem ein Stentsabdruck genommen. Es folgt
sofortige Umhüllung der Stentsmasse mit einem
feinen Epidermisstreifen und Versenkung in die
Wundhöhle, die durch Naht vollständig verschlossen
wird. Am 6.—7. Tage Öffnung der Naht. Ent-

Abb. 89. Deckung der ausge-   fernung des Stentskloßes. Die Höhle ist beiderseits
räumten Orbita nach Berg-   epithelisiert, eine Erweiterung des Bindehautsackes
mann-Lexer.   nach oben oder unten erreicht. Es muß jetzt aber
sofort eine Prothese eingesetzt werden.

Der zunächst schöne und überraschende Erfolg dieser Plastik wird mit
der Zeit leider dadurch etwas beeinträchtigt, daß die nach Thiersch überhäutete Höhle schrumpft und flacher wird. Der Wall des Unterlids sinkt
infolgedessen herab, das Glasauge tritt mehr und mehr zutage und droht
schließlich herauszufallen. Man kann dieser Beeinträchtigung des Resultats
zwar entgegentreten, indem man das Lid nachträglich durch eine Knorpel-

spange stützt und, zur Verhütung der Schrumpfung, eine Faden- oder Heftpflasterextension nach oben oder unten vornimmt, ev. auch für kurze Zeit die Lidspalte vernäht. Ein bewegliches Lid aber ergibt sich auch auf diese Art und Weise nicht, denn wir vermögen trotz aller Mühe nicht die Wirkung der Augenschließmuskeln zu ersetzen. Am mangelhaftesten wird infolgedessen das Ergebnis sein, wenn beide Lider verloren waren und eine völlige Orbitalplastik zu machen ist. Ehe man sich hier vielen zeitraubenden und den Verwundeten schließlich doch nur enttäuschenden Versuchen hingibt, sollte man überlegen, ob man sich nicht besser mit der Wiederherstellung der Augenbrauen, des Stirnbogens, des Infraorbitalrandes begnügt und die klaffende lidlose Augenhöhle, wie es schon Bergmann tat, einfach durch einen großen Temporallappen schließt. Die Augenhöhle wird dann durch ein dunkles Brillenglas verdeckt.

Die Hebung der geschrumpften Lider durch Paraffininjektionen, für die u. a. Krückmann eingetreten ist, können wir nur in Ausnahmefällen gelten lassen. Ein autoplastisches Verfahren ist unseres Erachtens an dieser Stelle vorzuziehen. Ebensowenig können wir auf den Rat dieses Autors Perforationen, die von der Augenhöhle zur Nase oder zur Oberkieferhöhle gehen, mit obduratorenähnlichen Bolzen verstopfen. Wir streben auch in diesen Fällen den autoplastischen Verschluß der Foramina an. Öffnungen, die nach der Nase gehen, werden von außen durch Doppelung eines Wangenlappens geschlossen, Perforationen, die im Antrum münden, von dort nach vorheriger Radikaloperation des meist bestehenden Empyems angegriffen (Imre).

5. Otoplastik.

Über den plastischen Ohrersatz können wir uns auf Grund der bisherigen Ausführungen kurz fassen. Teilweise oder auch ganze Ohrverluste ereignen sich durch Säbelhiebe, Pferdebiß, wohl auch durch Verstümmelungen, durch Streifschüsse und Granatverletzungen. Im letzteren Falle ist gleichzeitiger Gehörverlust und Zerstörung des Nervus facialis häufig. Auch mit Brüchen des Jochbeins, des aufsteigenden Unterkiefers, Verletzungen der Parotis usw. kann eine Ohrverstümmelung vergesellschaftet sein.

Fehlen nur **Teile der Ohrmuschel**, so ist die freie Transplantation von hautbedeckten Stücken aus dem gesunden Ohr das beste Verfahren. Man schließt sich entweder der von Körte, Lexer oder Eitner empfohlenen Methode an. Wir raten ab, zu große Ohrknorpelstücke auf einmal zu verpflanzen, sondern halten es für sicherer, in mehreren Sitzungen zu operieren. Ferner haben wir bei den Versuchen mit lebensfrischem homoioplastischem Material nur Mißerfolge erlebt. Schmieden hat Ohrteile aus hautbedecktem Rippenknorpel gebildet, die er auf italienische Art an Ort und Stelle brachte. Das Ohrläppchen läßt sich in ähnlicher Weise, wie es schon Dieffenbach vorschlug, durch Faltung gestielter Halshaut imitieren. Fehlt **das ganze Ohr,** so kommt man unseres Erachtens mit Verpflanzungen von Stücken aus dem gesunden allein nicht aus, ohne hier eine sehr auffallende Verkleinerung zu setzen. Man tut besser, noch Stiellappen aus der Kopfschwarte hinter dem Ohr und von der Schläfe hinzuzuziehen und mit dem freien Ohrknorpel zu besäumen, während das Ohrläppchen aus Halshaut entsteht. Esser rät, sich bei der Aufrichtung der Haut hinter dem Ohr seiner bereits mehrfach erwähnten neuen Methode der Verwen-

dung von Thierschlappen zu bedienen. Trotz aller Anerkennung, den ein
Fall von gelungener totaler Otoplastik abnötigt (vgl. den von Lexer auf
den Chirurgenkongreß 1910 vorgeführten!), muß eingeworfen werden, daß
das ganze Verfahren reichlich kompliziert und zeitraubend ist und die
Notwendigkeit eines autoplastischen Verfahrens gerade am Ohr nicht ohne
weiteres einleuchtet.

Ist nur die Ohrmuschel verloren, so kann hier ein prothetischer Ersatz
auch für einen schwer arbeitenden Mann, wie kürzlich Schepelmann zeigte,
Ausgezeichnetes leisten. Sind außer dem Ohrverlust, wie wir es erlebten,
noch andere schwere Verletzungen vorhanden (Fazialislähmung, Unterkiefer-
pseudarthrose, Parotisfistel), so hat man mit der notwendigen operativen
Beseitigung dieser Störungen gerade genug zu tun und wird die Anbringung
des Kunstohres schon im Interesse der Abkürzung des ohnehin langen Laza-
rettaufenthaltes ebenfalls mit Freuden begrüßen. Von Veränderungen der
Ohrmuschel, die chirurgisches Interesse verdienen, seien noch die Erfrierungen
und das posttraumatische Othämatom genannt. Die Atresie des Meatus
acusticus gehört in das Gebiet der Ohrenheilkunde.

6. Uranoplastik.

Die posttraumatischen Defekte des Gaumens sind häufiger, als
man anzunehmen geneigt ist. Wir beobachteten beispielsweise bei einer Serie
von 168 Gesichtsverletzten, bei denen überhaupt operative Eingriffe nötig
waren, 19mal größere und kleinere Perforationen und Defekte am Gaumengewölbe. Alle diese Fälle konnten plastisch behandelt und geheilt werden.
Auch andere Autoren haben über günstige Erfolge ihrer Gaumenplastiken
berichtet, so Ganzer, Schmieden, Lickteig und Helbing, oder sind für das
chirurgische Vorgehen eingetreten (Bruhn, Pfaff, Esser).

In der Mehrzahl der Fälle hat man sich jedoch bedauerlicherweise für die
Anbringung von Gaumenprothesen und Obturatoren entschieden (Port,
Pósta, Wörner und Eberhardt). Wir haben wiederholt darauf hingewiesen,
daß diese Behandlung nicht die richtige ist, da sie erstens nicht zur Wiederherstellung der Dienstfähigkeit führen kann, sondern die Beschädigung des Betreffenden, also ein gewisser Grad von Invalidität bestehen bleibt. Zweitens
aber bedeutet sie, abgesehen von der nachteiligen psychischen Beeinflussung
unter Umständen eine gesundheitliche Schädigung. Perforationen, die nach
den Nasengängen führen, verursachen dort chronische Entzündungen; solche,
die mit der Oberkieferhöhle kommunizieren, Empyeme. Endlich macht der
Obturator den Verletzten dauernd von zahnärztlicher Behandlung abhängig.

Wir konnten an der Hand unserer Fälle den Nachweis führen, daß die
autoplastische Verschließung posttraumatischer Gaumendefekte unter allen
Umständen, ungeachtet ihrer Größe und Lage, gelingt und die Ergebnisse
durchaus gute sind. Unsere weiteren Erfahrungen und die anderer Chirurgen
und Zahnärzte (Goepel, Sachse), welche sich zur Nachprüfung der von uns
empfohlenen Operationsmethoden entschlossen, bestärken uns in der Richtigkeit
der von uns aufgestellten Forderungen: Alle Gaumendefekte sind ausnahmslos
operativer Behandlung zugänglig zu machen. Die Obturatorenbehandlung ist
zu verlassen. Es wird lediglich die Anbringung des Zahnersatzes benötigt.

Unser Vorgehen richtet sich nach dem Sitz und der Ausdehnung der Defekte und nach den etwa vorliegenden Nebenverletzungen (Zerstörungen der Wange, Lippen, Zunge, Nase).

Verletzungen des weichen Gaumens kommen selten in Behandlung. Die meisten, durch Mundschüsse hervorgerufenen, mögen durch gleichzeitige Berührung des Halsmarks oder der großen Gefäße und Nerven zum Tode führen. (Vgl. Gehricke.) Bei den wenigen Fällen, die zum Chirurgen gelangen, handelt es sich um Zerreißungen des Gaumensegels durch Hineinstoßen irgend eines scharfen oder stumpfen Gegenstandes in den Mund beim Fallen. Meist heilen diese Wunden spontan, sonst dürfte eine Staphylorrhaphie genügen. Im Falle eines Substanzverlustes zieht man am besten einen großen, gestielten Schleimhautlappen vom Wangeninnern heran, der über die Raphe pterygomandibularis geschlagen wird und dessen Stiel nach Belieben reponiert oder zur Doppelung benutzt werden kann.

Bei frischen Verwundungen des harten Gaumens wird man zunächst durch Naht zu retten suchen, was zu retten ist. Mit der Ausführung von Plastiken kann man sich jedoch Zeit nehmen. Wir wissen von der Behandlung der Gaumenspalten her, daß sich große Defekte des Schleimhautperiostüberzuges der Ossa palatina ergänzen. Oft bleibt von einem ausgedehnten flächenhaften Substanzverlust nur eine kleine Fistel übrig. Letztere sind allerdings, zumal wenn sie in die Nase oder in ein Antrum führen, recht hartnäckig und schließen sich selten auf Ätzungen mit Höllenstein oder Kantharidentinktur. Liegen die Fisteln in der Mitte des Gaumengewölbes, so beseitigt man sie durch Anfrischung und Bildung eines Brücken- oder Stiellappens von der benachbarten Schleimhautperiostbedeckung. Liegen sie seitlich oder am Rande, so hilft ebenfalls nur gründliche Anfrischung der Fistel, Abhebelung von Mukosa und Periost in ihrer Umgebung und Hereinschlagen eines Stiellappens aus der Wange bzw. der Lippenschleimhaut. Der hier gewonnene Lappen wird 180° um seinen Fußpunkt gewendet, so daß sein Epithel nach der Nase oder der Highmorshöhle hinsieht. Die Ränder werden unter das losgelöste Periost des Gaumendaches gesteckt und damit vernäht. Ehe man Perforationen verschließt, die ins Antrum führen, tut man gut, sich vom Zustande der Oberkieferhöhle zu überzeugen. Befinden sich dort Fremdkörper, Knochensplitter oder hat sich ein Empyem entwickelt, so gelingt eine Beseitigung des Loches im harten Gaumen am besten so, daß man zunächst den Sinus maxillaris von der Fossa canina her eröffnet, die Ursache der Eiterung aus dem Wege schafft und einen Schleimhautlappen von der lateralen Nasenwand auf den Boden der Highmorshöhle legt, wo er durch Tamponade fest gegen die Perforation gepreßt wird. Liegen größere Substanzverluste der Gaumenbeine und des Alveolarrandes vor, so verfahren wir je nach Sitz und Ausdehnung des Defektes folgendermaßen:

1. Defekte, welche einen oder beide vorderen Quadranten des Gaumengewölbes umfassen, so daß der Boden des Antrums oder der Nasengänge, bzw. beide, ganz oder teilweise fehlen: Je nach Größe der fehlenden Partie:

a) Bildung eines großen, gestielten Lappens aus der Innenfläche der Oberlippe und der Wangenumschlagsfalte (veränderte Methode von Regnoli und Rose, später auch von Délorme beschrieben). Man vgl. die Skizze der Operation.

b) (Bei sehr ausgedehnten Zerstörungen, wo etwa ein Zustand wie nach halbseitiger Oberkieferresektion besteht), Bildung eines doppelt epithelisierten Hautlappens aus der Beugeseite des Oberarmes. Durchtrennung der Wange an der Stelle der Schußnarbe, neben der Nase oder am Infraorbitalrand, je

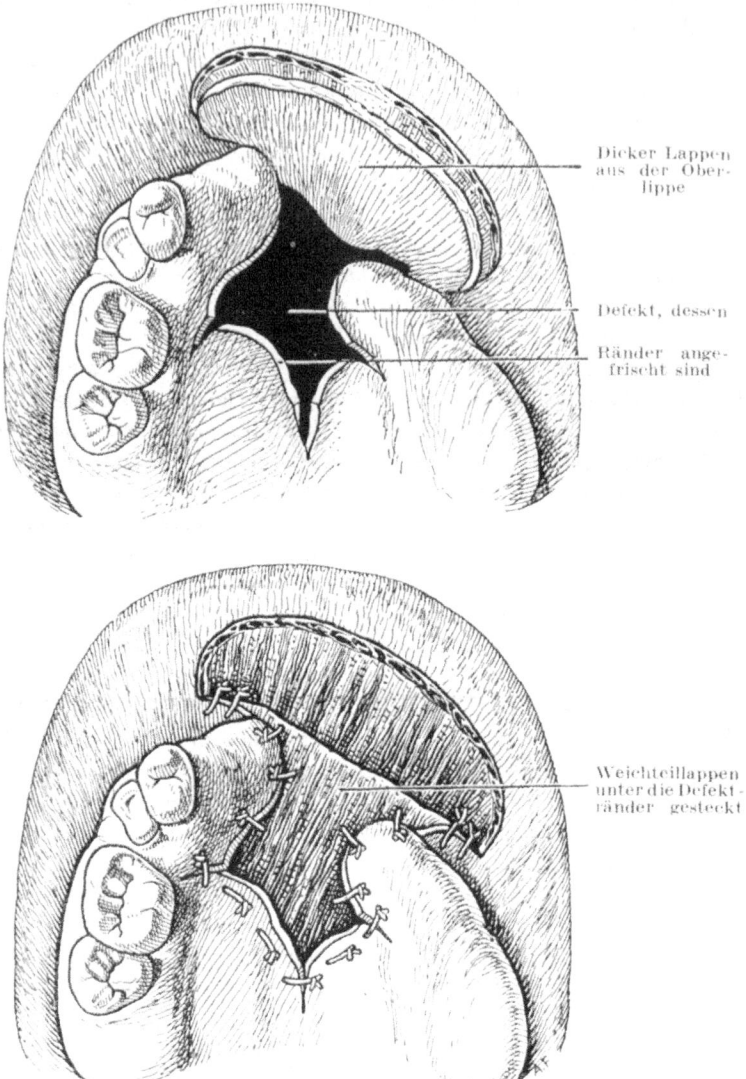

Dicker Lappen aus der Ober-lippe

Defekt, dessen

Ränder ange-frischt sind

Weichteillappen unter die Defekt-ränder gesteckt

Abb. 90.   Deckung von Defekten der vorderen Gaumenquardanten.

nachdem der Weichteillappen bequemer von außen zum Gaumen hinzuleiten ist.   Sorgfältige Fixation des Lappens an die wundgemachten Defektränder. Der Arm wird für ca. 14 Tage mit Stärkebinden an den Kopf bandagiert, dann losgetrennt, worauf Verschluß der Wunde im Gesicht und völliges Einfügen des Armlappens in den Gaumen erfolgt. (Veränderung des zuerst durch v. Eiselsberg mit Haut aus dem Unterarm gemachten Versuches.)

2. Defekte, die mehr oder weniger vollständig in querer Richtung durch das Gaumengewölbe laufen, so daß der größte Teil der Alveolarfortsätze noch steht, der Zahnverlust also gering ist: Bildung eines vorher elektrolytisch enthaarten Stiellappens aus der ganzen Dicke der Wange unter

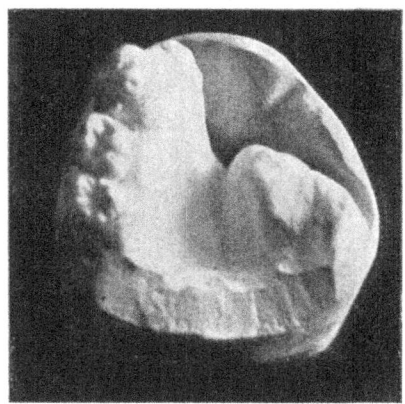

Abb. 91. Großer Defekt des Alveolarfortsatzes und Gaumens.

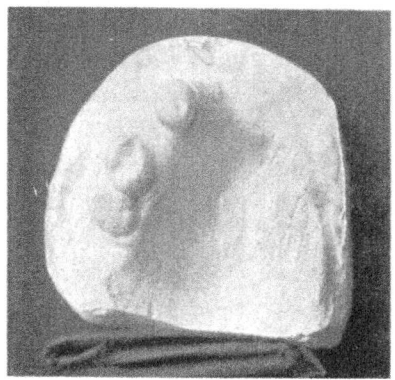

Abb. 92. Derselbe Fall nach Deckung durch Weichteillappen aus der Oberlippe.

sorgfältiger Schonung der Fazialisfasern und des Stenonschen Ganges, so daß zu gleicher Zeit der Boden der Highmorshöhle und das Dach des Gaumengewölbes entsteht. Der Lappen wird in den Mund gesteckt, die Wunde auf der Wange bis auf den Stiel vernäht. Exakte Fixation des Lappens an den gehörig an

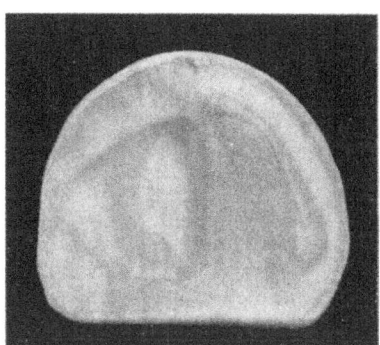

Abb. 93. Defekt des halben harten Gaumens.

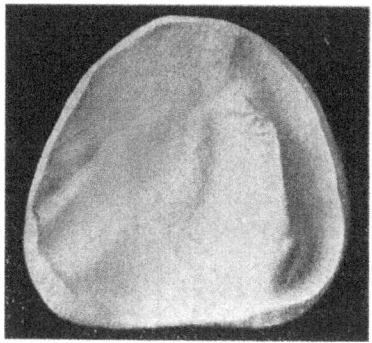

Abb. 94. Derselbe Fall nach Deckung durch Weichteillappen aus dem Oberarm.

gefrischten Defekträndern. Durchtrennung des Lappenstiels von der Wange nach etwa 14 Tagen. Es darf keine Verbindung zwischen dem neuen Weichteillappen und der Wange bestehen. Auch an der Umschlagsfalte ist für völlige Ablösung zu sorgen. Läßt man eine Brücke zwischen Mutterboden und Transplantat, so bleibt die erwünschte Metamorphose der äußeren Haut in Mucosa

oris aus. Auch tritt keine genügende Innervation vom Gaumen her ein (veränderte Methode nach Thiersch).

An allen diesen aus Weichteilen gebildeten Gaumenteilen beobachtet
man mit der Zeit eine zunehmende Festigkeit, offenbar durch Hineinwuchern
des Periostes von den Defekträndern aus. Der Weichteilgaumen kann somit

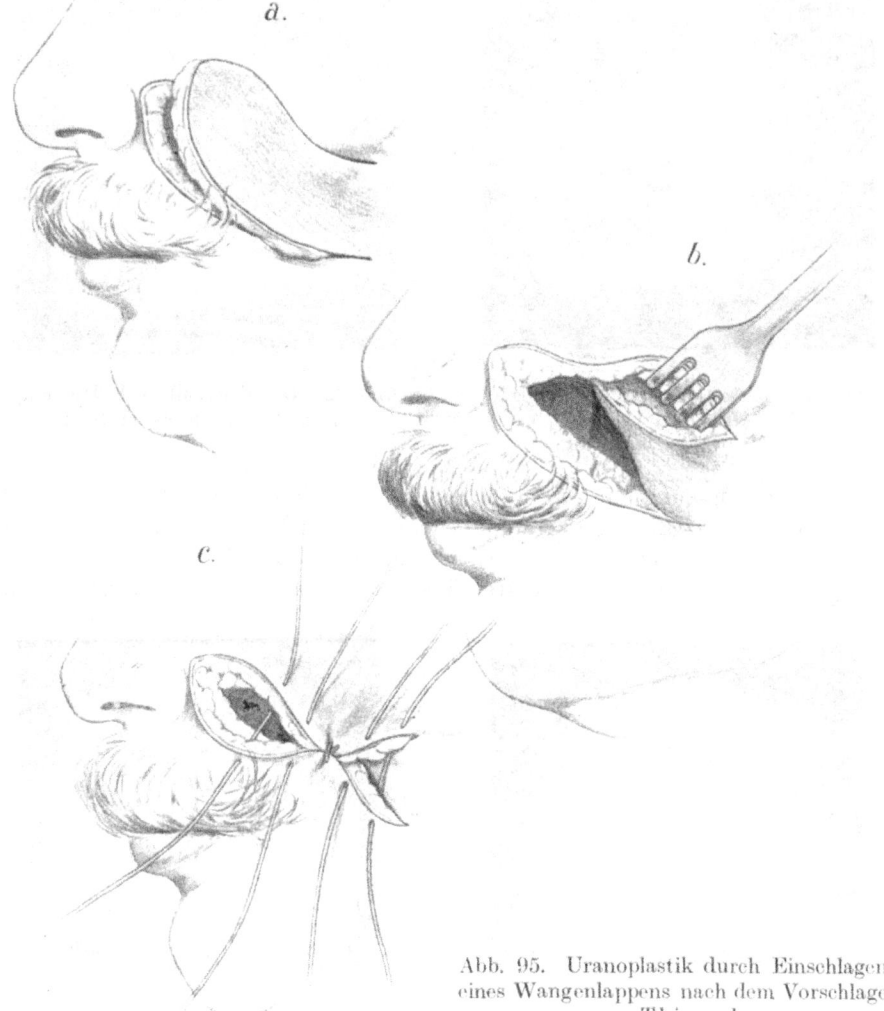

Abb. 95. Uranoplastik durch Einschlagen
eines Wangenlappens nach dem Vorschlage
von Thiersch.

sehr wohl zur Bildung eines festen Abschlusses zwischen Mund, Nase und Highmorshöhle dienen. Die Insulte beim Kauen und die Wirkung des Speichels
schaden ihm nach einiger Zeit nicht mehr, da eine völlige Anpassung an die
Verhältnisse im Munde eintritt. Die Anbringung geeigneten Zahnersatzes
entweder in Form festgemachter, sogenannter unterspülbarer „Brücken" oder
auch in Gestalt abnehmbarer, zähnetragender Platten ist besonders notwendig,
wenn die Frontzähne und Teile des Alveolarrandes fehlen. Über die nachträg-

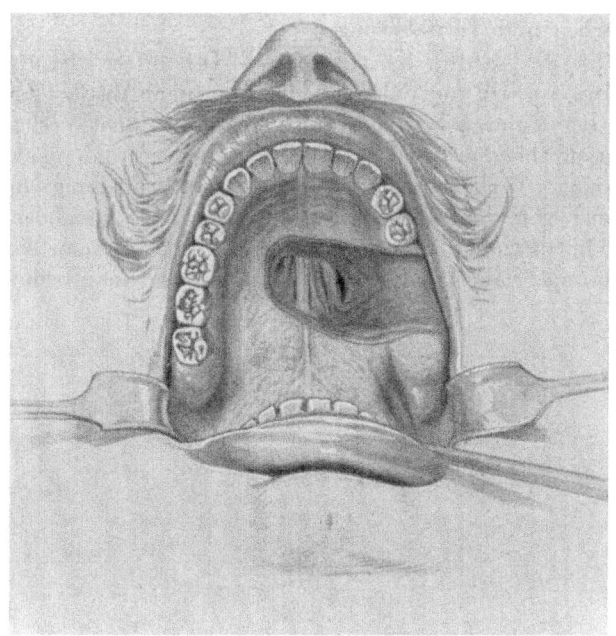

Abb. 96. Quer verlaufender Gaumendefekt.

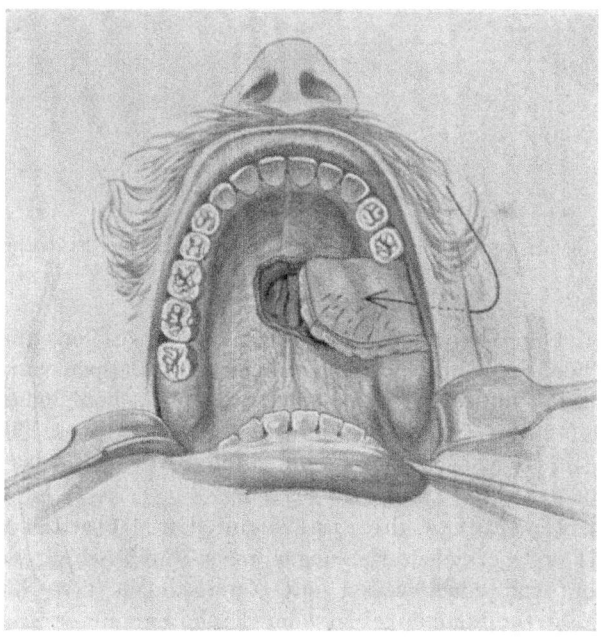

Abb. 97. Wangenlappen in den Mund geschlagen.

liche Hochwölbung der Umschlagsfalte vergleiche man den Abschnitt „Behandlung der Narben und Verwachsungen".

3. Defekte, die den hinteren, rechten oder linken Quadranten des Gaumens einnehmen, also sich dicht vor dem Ansatze des Gaumensegels im Bereiche der Molaren befinden und meist mit einem Verlust dieser Zähne und eines entsprechenden Stücks vom Kieferrand verbunden sind: Anfrischung der Defektränder. Loshebelung des Periosts in der Umgebung vom Gaumenbein, vor allem aber von den Resten des zahnlosen Alveolarrandes, der nunmehr mit der Hohlmeißelzange soweit abgetragen wird, bis man sich dem Niveau der Gaumenkuppel nähert. Auf diese Weise gewinnt man bedeutend an plasti-

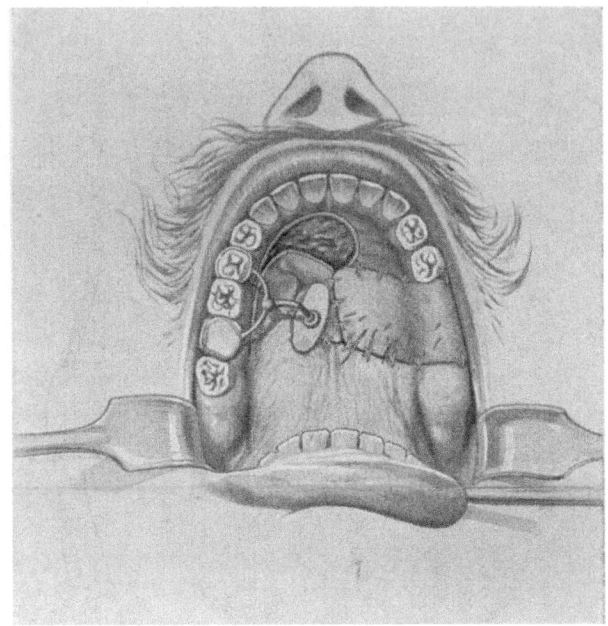

Abb. 98. Wangenlappen durch Naht fixiert. Zahnärztlicher Stützapparat zum Halten des losgelösten Schleimhautperiostüberzuges.

schem Material und kann außerdem einen doppelten Verschluß des Gaumenloches erreichen, wenn man noch einen Schleimhautlappen von der Innenfläche der Wange loslöst und sein Epithel wiederum zum neuen Boden der Highmorshöhle macht (vgl. die Operationsskizzen). Auch bei diesen Fällen ist auf Veränderungen im Sinus maxillaris zu achten, will man das Auftreten von Fisteln vermeiden.

4. Gaumendefekte, die annähernd die Mitte des Palatums einnehmen. Diese Oberkieferverletzungen, meist durch Schräg- oder Querschüsse hervorgerufen, sind nicht selten mit Zerstörungen des Nasenstützgerüstes verbunden. Die Gaumenkuppel ist vom Geschoß gerade eröffnet worden. oder nachträgliche Eiterung hat zur Abstoßung knöcherner Teile, zur Entstehung der störenden Kommunikation zwischen Mund und Nase geführt. Nasenscheidewand, nasale und faziale Highmorshöhlenwand haben häufig gelitten.

Unter dem Einfluß dieser Veränderungen kann sich eine Sattelnase entwickeln. Empyeme entstehen um so leichter, je ungenügender der Abfluß aus dem Antrum ist.

Den kleineren und mittleren Perforationen ist nach v. Langenbeck beizukommen. Sehr große kreisförmige oder ovaläre Substanzverluste verdeckt man durch eine Kombination dieses Verfahrens mit dem bereits geschilderten nach Thiersch-Délorme. Man rückt den noch vorhandenen Schleimhautperiostüberzug von seiten der Alveolarfortsätze in Form zweier Brückenlappen in die Mitte des Gaumens und vereinigt sie durch Naht. Alsdann bildet man entsprechend der Größe der nunmehrigen seitlichen Defekte je einen Stiellappen aus der Wangeninnenfläche oder aus ihrer ganzen Dicke.

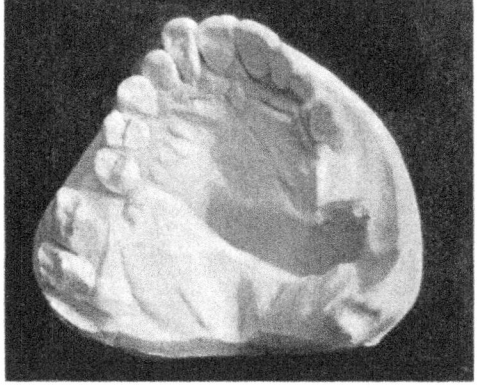

Abb. 99. Quer verlaufender Gaumendefekt vor der Deckung durch Wangenlappen.

Bei allen diesen Gaumenplastiken ist ein absolut dichter Verschluß nach Nase und Sinus anzustreben. Bleibt die kleinste Fistel zurück, so ist unser Erfolg nur ein halber.

Zum Teil ähnlich wie wir ist Ganzer vorgegangen, der ebenfalls die Obturatorenbehandlung verwirft. Er empfiehlt, wo Langenbeck nicht ausführbar, eine Plastik nach Lautenschläger, die er mehrfach modifiziert hat. In der Hauptsache wird so verfahren, daß der Defekt umschnitten und das gewonnene Material vom Rande her nach der Nase hin umgeklappt wird. Hierauf bildet Ganzer noch einen Stiellappen auf der Wange, der als zweiter Verschluß auf den Defekt gelagert wird. Das Lautenschlägersche Verfahren bildet also eine Vereinigung der schon von dem alten Arzt Krimer und auch durch v. Langenbeck geübten Umklappung der Schleimhautperiostbedeckung an den Gaumenspalt-

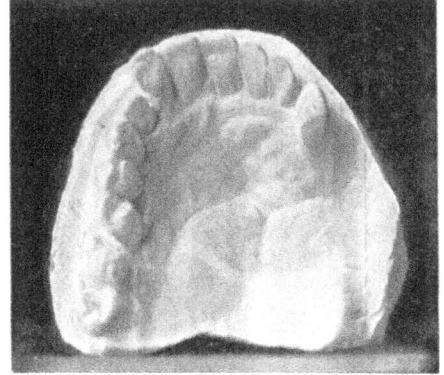

Abb. 100. Quer verlaufender Gaumendefekt nach der Deckung durch Wangenlappen.

rändern mit der von mir erwähnten Methode nach Regnoli, Rose und Délorme. Ganzer schützt seine Gaumennaht durch ein Drahtgeflecht, das, an den Zähnen fixiert, sich quer durch das Gaumengewölbe spannt und hinter das auch Gaze gestopft werden kann. Verschiedene ähnliche Apparate sind von Bruhn konstruiert worden. Leider ist das Anbringen dieser Schutzvorrichtungen an das Vorhandensein von Zähnen geknüpft.

Bei ausgedehntem Zahnverlust kann auch die Zahnersatzfrage große
Schwierigkeiten machen. Man wird sich jedoch selbst in verzweifelten Fällen,
wo eine Fixierung der Kunstzähne am Oberkiefer nicht möglich erscheint,

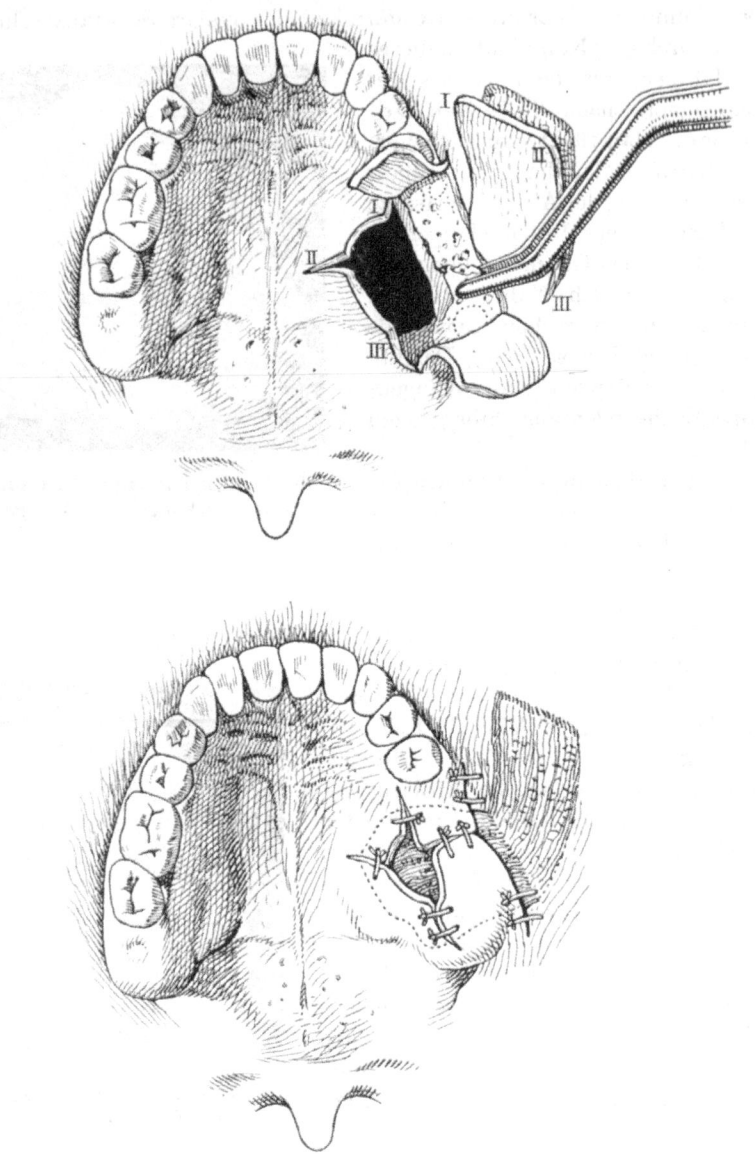

Abb. 101. Deckung der Defekte im hinteren Quadranten des Gaumengewölbes.

immer noch mit Stützung der Prothese durch Feder- oder Scharnierwirkung
vom Unterkiefer her helfen können. Gerade bei der Behandlung der Gaumen-
verletzten offenbart sich das Ersprießliche der gemeinsamen Arbeit des Chirurgen
und des Zahnarztes.

Zur Technik der Gaumenplastiken sei noch bemerkt, daß man sich vor allem mit dem nötigen Rüstzeug für diese Operationen versehen muß. Hierzu gehört außer sichelförmigen und seitlich abgebogenen langen Messern, den Elevatorien und Raspatorien nach v. Langenbeck, Helbing und Trélat, einem geeigneten Nadelhalter, bei dessen Handhabung die Aussicht in die Mundhöhle nicht zu sehr versperrt wird, vor allem das gute Mundspekulum nach Helbing oder das elektrisch erleuchtete nach Bockenheimer. Die Ausführung der Nähte am Gaumen geschehe mit feinstem Draht und sterilem Pferdehaar.

7. Osteoplastik.

Der osteoplastische Ersatz verloren gegangener Teile des knöchernen Gesichtsschädels ist in großem Umfange vorgenommen worden. Besonders reiche Erfahrungen konnten bei der Deckung von Unterkieferdefekten gesammelt werden. Verschiedene Operationsverfahren wurden hier im Laufe der Zeit auf Wert und Unwert erprobt, zahlreiche Beobachtungen über die Einheilung und die weiteren Schicksale der eingepflanzten Knochenteile gemacht. So konnte man zu einem abschließenden Urteil über die brauchbarsten Wege und zu feststehenden Methoden gelangen, was mit Hinblick auf den Stand der Dinge zu Friedenszeiten als ein großer Fortschritt bezeichnet werden muß. Allerdings darf nicht verschwiegen werden, daß gewisse Ossifikationsfragen auch heute noch nicht als voll beantwortet gelten können. Aus dem Gefühl der Unsicherheit vielmehr, welches sich ergeben muß, wenn es in einzelnen Fällen trotz peinlichster Technik zur Infektion und Abstoßung, in anderen zum Ausbleiben der Verschmelzung und Organisation, in weiteren gar zur nachträglichen völligen Auflösung freier Transplantate kommen konnte, haben in jüngster Zeit verschiedene Autoren das ganze Verfahren der Autoplastik verlassen und sich wieder der älteren Methode, der gestielten Knochenplastik zugewandt. Von dieser soll zunächst die Rede sein.

B. Die Verwendung von Periostknochenteilen an Weichteilstielen oder Brücken

zum Ersatz fehlender Unterkieferpartien wurde vor dem Kriege von Bardenhauer (Stirnbein), Wölfler und Rydygier (Schlüsselbein), Krause, Wildt und Diakonow (Unterkiefer der gesunden oder verletzten Seite) vorgenommen. Die Vorteile des Verfahrens sind: Möglichkeit gleichzeitiger Deckung von Hautdefekten, beispielsweise nach Narbenexzisionen; größere Sicherheit, auch wenn die Asepsis nicht gewahrt werden sollte oder eine Nachblutung eintritt; bessere Aussichten für die Organisation, da ein Mißverhältnis zwischen Abbau und Regeneration auf Grund günstigerer Ernährung angeblich nicht zu erwarten ist; endlich die Einheit des Operationsgebietes.

Am besten bedient man sich der Krauseschen Methode, die u. a. von Esser, Reichel, Pichler, Klapp, zum Teil unter Angabe von Modifikationen, empfohlen wird. Liegt der Defekt im Prämolarengebiet, so hat man die Wahl, den Weichteilperiostknochenlappen vom Kieferwinkel oder vom Kinnteil der Mandibula zu nehmen, je nach dem, welches Fragmentende weniger der Atrophie anheim gefallen ist. Befindet sich die Knochenlücke am Kieferwinkel, so kommt natürlich nur der Kieferrand davor in Frage. Bei großen Defekten muß man

sogar zur gesunden Seite greifen. Zu starke Drehung des Lappenstiels, der
je nach Ursprung seines Knochenspans außer der Haut das Platysma, ev. auch

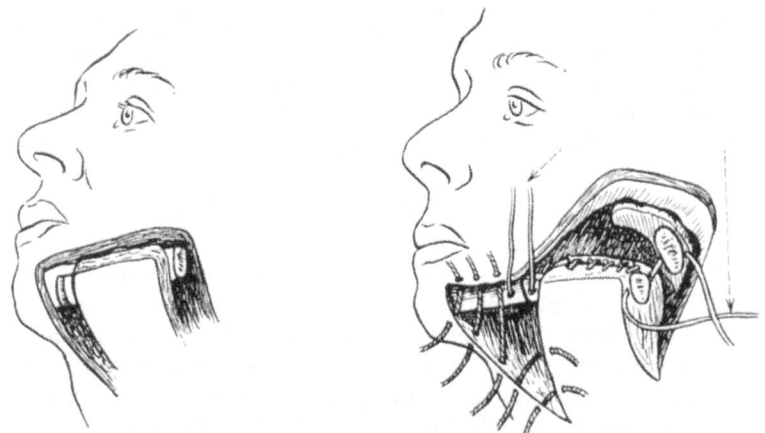

Abb. 102. Gestielte Knochenplastik nach F. Krause.

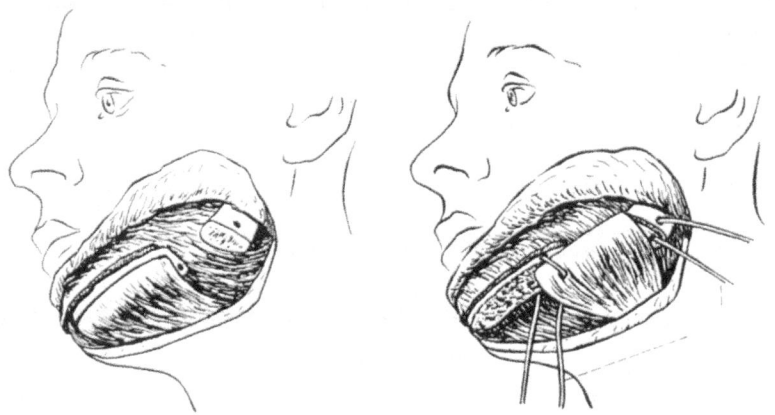

Abb. 103. Gestielte Knochenplastik nach Pichler.

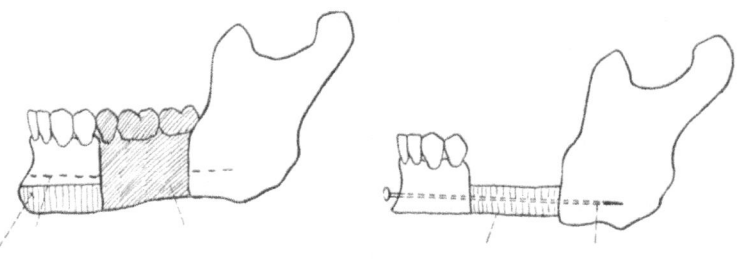

Abb. 104. Fixation eines gestielten Knochenstückes nach Esser.

den Musculus biventer enthalten kann, ist zu vermeiden. Zur Fixierung des
Knochens dürften Katgutnähte vom Periost der Kieferstümpfe zu dem des

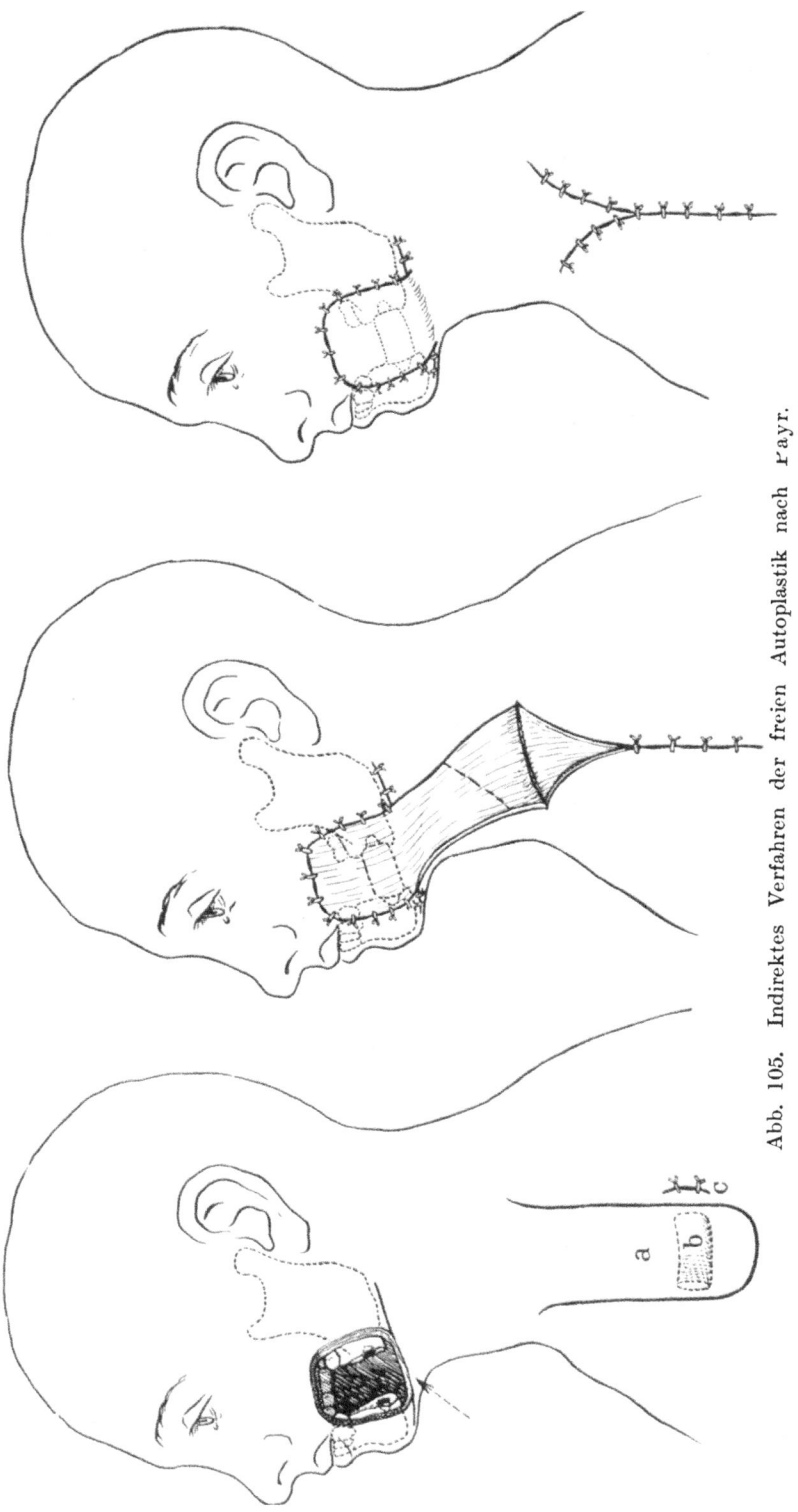

Abb. 105. Indirektes Verfahren der freien Autoplastik nach Payr.

Transplantats genügen. Gegen die Verwendung von Metallnähten haben wir
wegen der Nekrosengefahr und sekundären Infektion Bedenken; ebenso gegen
den Vorschlag Essers, einen Nagel in der Längsrichtung von einem zum andern
Stumpfende durch das Knochenstück zu treiben.

Trotz mehrfacher Vorzüge hat die Methode der gestielten Knochenplastik
Nachteile und enge Grenzen. Sie verlangt größere Hautschnitte, setzt Weich-
teilwulstbildungen infolge der Stieldrehung und gibt zu Nachoperationen Anlaß.
Unter Umständen kann eine Entstellung der Kieferform, ja direkt eine Ge-
sichtsasymmetrie entstehen. Sehr große Defekte können nicht auf diese Weise
behandelt werden. Hierzu kommt, daß die Einheilung vielleicht sicherer, die
Konsolidierung aber keineswegs rascher als bei der freien Knochenverpflanzung
vor sich geht; daß ferner partielle Nekrosen, die zur Entstehung von Schein-
gelenken führen, ebenfalls nicht ausbleiben. Es ist ja auch fraglich, ob die
gestielten Knochenperioststücke nach ihrer Abtrennung vom Mutterboden
überhaupt wirklich noch ernährt werden. Die Verbindung mit der Arteria
mandibularis, die das Knochenmark versorgt, hört auf. Die Durchblutung
des Periostes dürfte nur vor sich gehen, wenn der Stamm der Arteria maxillaris
externa im Stiel enthalten ist. Da dies selten der Fall sein wird, können wir
keinen eigentlichen Unterschied zwischen dieser und der freien Autoplastik
erkennen.

Die Stielbildung von entfernteren Stellen (Stirn, Schlüsselbein, erste Rippe)
ist nicht wieder aufgenommen worden. Ebensowenig finden sich Berichte
über Erfahrungen mit dem seinerzeit von Payr publizierten und von Heller
ausgeführten indirekten Operationsverfahren freie Verpflanzung eines Rippen-
stücks unter die Halshaut, das dann sekundär mit einem Israelschen Lappen
in den Defekt gebracht wird (s. Abb. 105 S. 399). Vielmehr hat die Mehrzahl der Autoren den

C. Weg der freien Autoplastik

betreten. Hierzu haben sich auch die Mehrzahl derer bekannt, die eine Zeitlang
annahmen, Pseudarthrosen durch Injektionen, Knochenbildung anrei-
zender Substanzen heilen zu können. Als solche wurden empfohlen: Jodtinktur, Chlorzink, Kalkpräparate, Blut (Schmieden, Bier, Klapp), Pferde-
fibrin (Bergel, Unger), Periost in Aufschwemmung (Sasaki, Schröder),
Knochenzellenemulsion (Schleich). Wenn durch derartige Einspritzungen
gelegentlich eine Pseudarthrose geheilt wurde, so wird es in erster Linie wohl
durch die mechanische Abhebelung des Periosts von den Knochenstümpfen
und Beiseitedrängung eines interponierten Gewebsstranges geschehen sein. Auch
die bloße Exzision des zwischen den Kieferfragmenten liegenden Narbengewebes
und die Periostnaht kann nicht als Normalverfahren gelten. Lindemann
hat in einer ganzen Reihe von Fällen hiermit Versuche gemacht und über völliges
Versagen der Methode berichtet. Auch mit dem Einlegen von Tamponade
zwischen die freigelegten Knochenenden und ihrer allmählichen Entfernung
dürfte man höchstens bei engen Spalten Erfolg haben. Bei einem Scheingelenk
mit typischer Atrophie eines oder beider Kieferstümpfe und gar bei größeren
Defekten ist der einzige Weg die freie Autoplastik. Versuche sind überhaupt
auf diesem Gebiete der Kriegschirurgie nicht am Platze. Mißerfolge machen

die Verletzten, die außerstande sind, die Zweckmäßigkeit des einzelnen Eingriffs zu beurteilen, nur stutzig und führen zu Operationsverweigerungen. Ob aber die in Frage kommenden Verwundeten wieder kriegsverwendungsfähig oder für die Zeit nach dem Kriege wenigstens erwerbsfähig werden, kann in Anbetracht ihrer Anzahl nicht gleichgültig sein. In den Bereich der nicht mehr zulässigen Maßnahmen möchten wir auch die Einpflanzung von Leichenmaterial oder von Fremdkörpern, wie Elfenbein, Horn, Metall usw. verweisen.

Betrachten wir zunächst nochmals die Bedingungen für die Knochenplastik, von deren Berücksichtigung der Erfolg abhängt! Wir haben zu beachten, daß die Kieferersatzoperationen nicht ohne weiteres denen an anderen Körperteilen gleichzusetzen sind. Vielmehr haben wir wesentlich ungünstigere Verhältnisse vor uns. Welche Schwierigkeiten kann allein die für den sicheren Erfolg unerläßliche absolute Ruhigstellung der Kieferteile verursachen! Wie schwer rächt sich nicht selten ein kleiner Konstruktionsfehler, ein nachträgliches Versagen der kunstvollen Fixierungsapparate! Bei der Behandlung von Schädeldefekten kommt eine Immobilisierung der Nachbarschaft gar nicht in Frage. Bei den Extremitäten bringt uns diese Aufgabe kaum in Verlegenheit. Beim Kiefer sind wir auch heute trotz der wundervollen Fortschritte zahnärztlicher Technik noch nicht so weit, in jedem Falle die zur Transplantation erforderliche Ruhe der Einpflanzungsstelle zu erreichen! Die Fixierung des zähnetragenden Unterkieferteiles am Oberkiefer, die des zahnlosen durch intraorale Druckpelotten, die Aufbißschiene und die völlige Verschnürung beider Kieferhälften miteinander, endlich die direkte Nagelextension und die extraorale Ruhigstellung, sie alle können doch versagen und den Erfolg unseres Eingriffes in Frage stellen.

Sodann: mit welch' ungünstigen physiologischen Bedingungen haben wir zu rechnen! Meist sind die uns für die Einbettung des Transplantats zur Verfügung stehenden Weichteile narbig verändert, bilden also ein dürftiges, gefäßarmes Bett, wie wir es gerade nicht wünschen. Eiterungen haben sich dort abgespielt. Die ruhende Infektion droht in mannigfaltiger Gestalt, an kleine Geschoßreste, Sequester, Granulationen, Drüsenreste gefesselt, dem bloßen Auge oft nicht sichtbar!

Von den Zähnen kann eine Infektion fortgeleitet werden. Die Mundschleimhaut, auch wenn sie bei der Operation nicht verletzt wurde, kann pathogenen Organismen Einlaß in das Operationsgebiet gewähren, bildet sie ja doch nur ein Filter, keine absolut dichte Wand. Dazu kommt, daß die Kieferbruchenden meist atrophisch und blutarm sind und eine mürbe, brüchige Beschaffenheit zeigen, also zur Kallusbildung nicht gerade geeignet scheinen. Endlich sind die Kieferverletzten infolge langdauernder Ernährungsschwierigkeiten und Eiterungen körperlich oft recht mitgenommen, was für die Heilung von Knochenbrüchen sowohl, wie besonders für die Einheilung von Transplantaten nicht gleichgültig sein kann.

Wie erreichen wir trotzdem gute Resultate?

1. Durch gewissenhafte Vorbereitung der Fälle.

2. Durch ein den physiologischen Grundsätzen entsprechendes Vorgehen beim Operieren.

3. Durch eine sorgfältige Nachbehandlung, die vor allem spätere
Insulte und eine zu frühe, übermäßige Inanspruchnahme des wiederhergestellten
Kiefers vermeidet.

Zu 1. Die sachgemäße zahnärztliche Vorbehandlung ist conditio
sine qua non. Hierauf einzugehen, ist nicht Sache dieser Ausführungen. Es

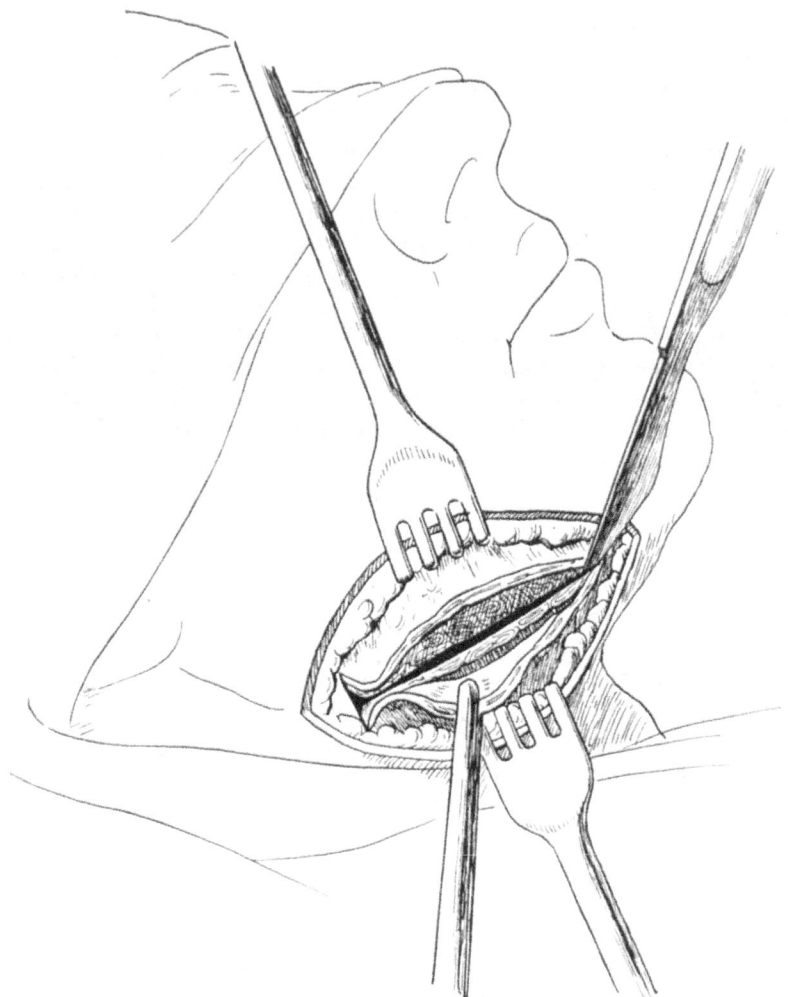

Abb. 106. Deckung eines Kieferdefektes durch autoplastischen Tibiaspan.
a) Freilegung der Defektstelle.

sei nur erwähnt, daß intraorale Fixierungsapparate keine Dekubital-
geschwüre der Mundschleimhaut verursachen dürfen; ferner, daß sich in
einzelnen Fällen, die verspätet oder falsch behandelt zu uns gelangen, vor
Anlegung der Zahnschienen chirurgische Eingriffe (Durchtrennung von
Verwachsungen oder Osteotomie und Redression der Kieferteile) nötig
machen können.

Zusammen mit dem Zahnarzt hat der Chirurg für die Sanierung der Mundhöhle zu sorgen. Jeder Eiterung ist nachzugehen. Kieferfragmente, die, bedeckt oder nicht, in die Mundhöhle ragen, sind zu resezieren oder mit Weichteilen gut zu bedecken. Die Transplantationsstelle wird besonders vorbereitet. Jede Quelle einer Sekretion wird aufgesucht, eine Parotisfistel

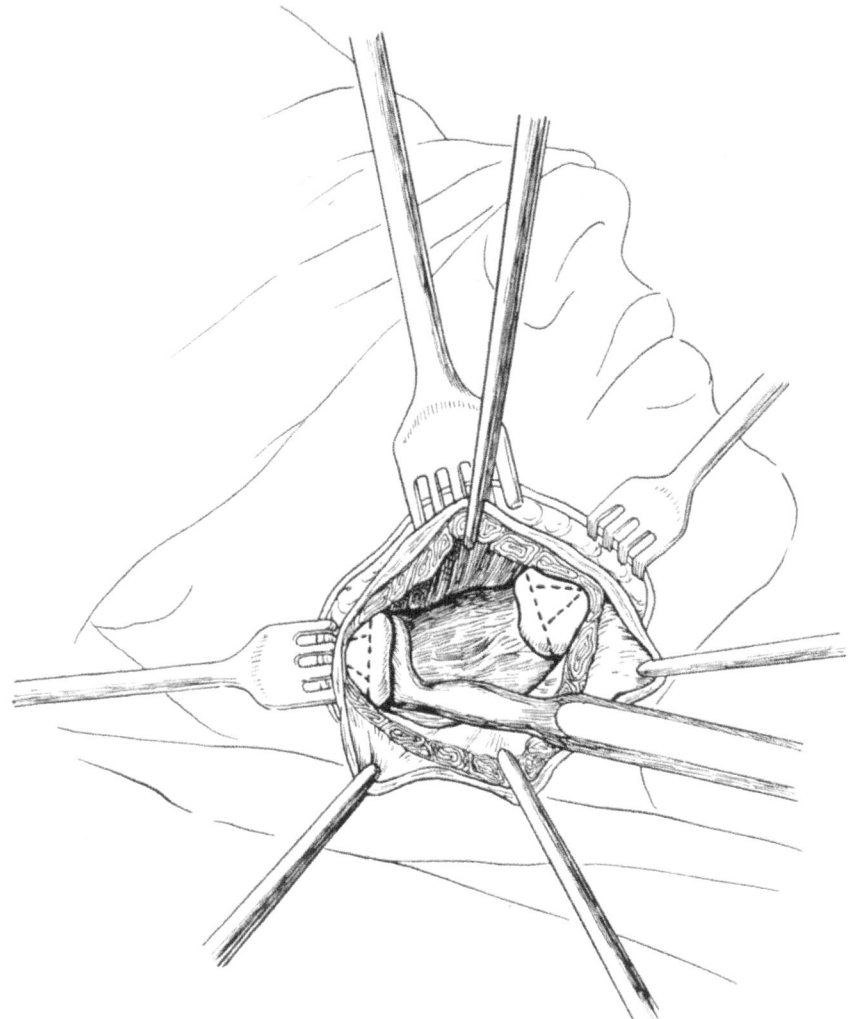

Abb. 107. Deckung eines Kieferdefektes durch autoplastischen Tibiaspan.
b) Präparieren der Kieferstümpfe.

kunstgerecht zum Verschluß gebracht. Fremdkörper, Drüsen werden entfernt, ebenso die Narben, gegebenenfalls mit Hilfe von Stiellappenplastiken. Sind die Weichteile dünn und dürftig, so kann eine freie Fettverpflanzung vorgenommen werden, allerdings nicht unter Verwendung von Seidenfäden zur Fixierung des Fettes, da solche Fäden infolge ihrer Fremdkörperwirkung verhängnisvoll werden können.

26*

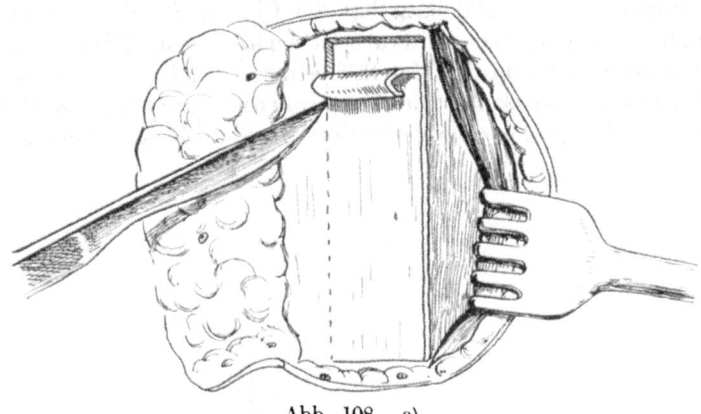

Abb. 108. c)

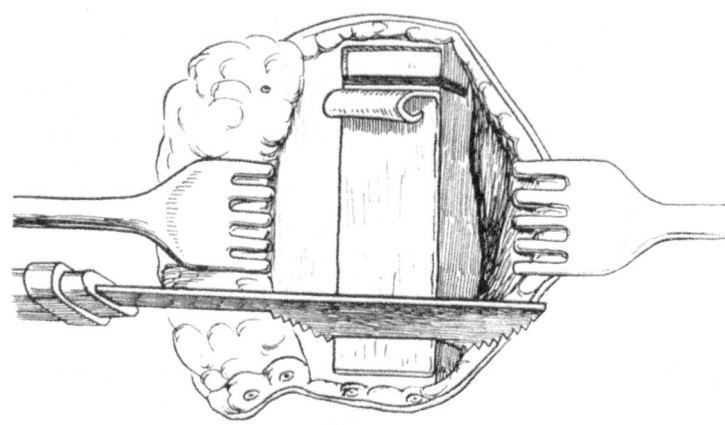

Abb. 109. d)

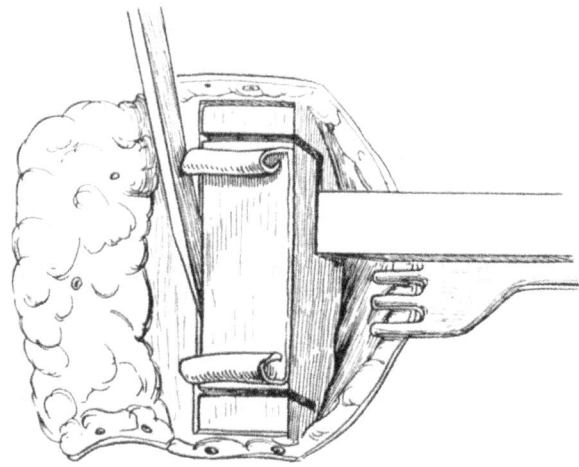

Abb. 110. e)

Abb. 108—112. Entnahme des periostbedeckten Tibiaspans.

Eine Verdickung der Weichteile empfiehlt sich besonders in Fällen, wo wir unser Lager durch Stiellappenplastiken von entfernteren Stellen erst geschaffen haben. In diesen neu aufgebauten Teilen sollte man durch längere Saugbehandlung, Höhensonne und Massage zunächst die mangelhafte Blutversorgung zu verbessern suchen. Besondere Aufmerksamkeit verdienen Patienten, die schon einmal ein Gesichtserysipel überstanden haben.

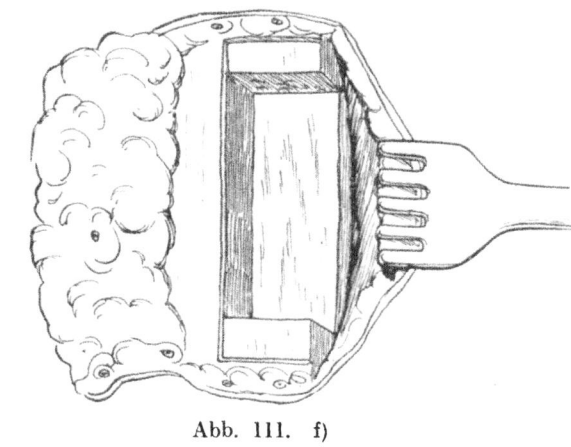

Abb. 111. f)

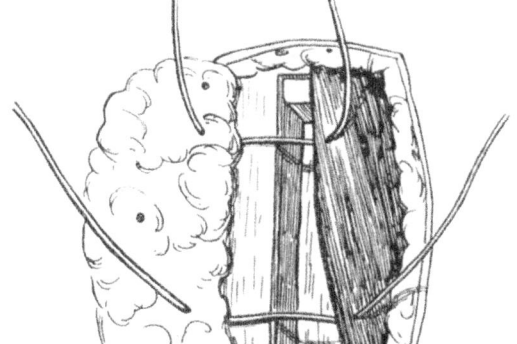

Abb. 112. g)
Abb. 108—112. Entnahme des Tibiaspans (Fortsetzung).

Sie sind erst nach langer Wartezeit und nachdem allen nur möglichen Ursachen eines Rezidivs (Otitis media, Rhinitis, Empyeme der pneumatischen Höhlen usw.) nachgegangen ist, der Operation zuzuführen. Auch empfiehlt es sich, ihnen eine intensive Höhensonnenkur angedeihen zu lassen. Daß zu gleicher Zeit durch geeignete Ernährung, wie durch Körperpflege der Allgemeinzustand der Verletzten gekräftigt werden muß, bedarf kaum der Erwähnung.

Zu 2. Wir müssen unser Bestreben darauf richten, erstens jede Infektion zu vermeiden, zweitens die Lebensfähigkeit des für den Erfolg der Trans-

plantation wichtigen Gewebes um jeden Preis zu erhalten. Dies ist die
Kambiumgeschichte des mitzuverpflanzenden Periosts. Von ihrer Erhaltung hängt es ab, ob die mit der Tätigkeit der Osteoblasten verknüpfte
Knochenproduktion mit den zur gleichen Zeit einsetzenden Resorptionsvor-
gängen Schritt hält, also unser Transplantat erhalten bleibt, bis es beiderseits
mit den angefrischten Knochenstümpfen erst kallös und dann knöchern in

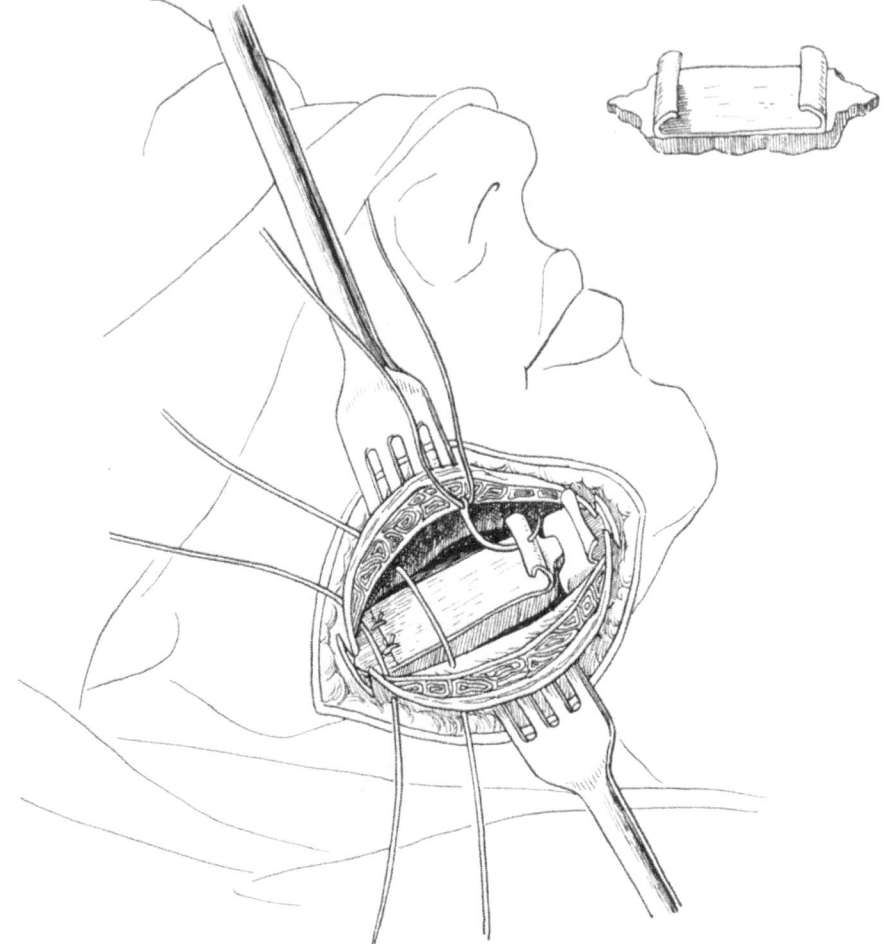

Abb. 113. Deckung eines Kieferdefektes durch autoplastischen Tibiaspan.
h) Einfügung des Implantats durch Verzapfung.

Verbindung getreten ist. Fehler gegen die Asepsis können schon bei der
Herstellung der Anästhesierungsflüssigkeit, noch mehr bei der Ausführung der lokalen Betäubung gemacht werden.
    Man nehme nach Möglichkeit nur die Leitungsanästhesie der Trige-
minusäste vor, wähle aber keine Methoden, bei der die Injektionsnadel die
Mundhöhle passiert! Meist ist außerdem noch ein Injektionsstreifen unterhalb
des Kieferrandes und an der Grenzzone der andersseitigen Trigeminusäste nötig.

Die direkte Infiltration der Implantationsstelle verschlechtert die Zirkulations-
verhältnisse daselbst und erhöht die Möglichkeit schädlicher Nachblutungen.
Außerdem schafft man durch Auflockerung der Weichteile in der Nähe des Mundes
günstige Bedingungen für das Durchtreten von Keimen aus der Mundhöhle.

Wie richten wir nun die Operation selber ein? Oberstes Prinzip: Nicht lange operieren. Nicht das Transplantat lange quälen,

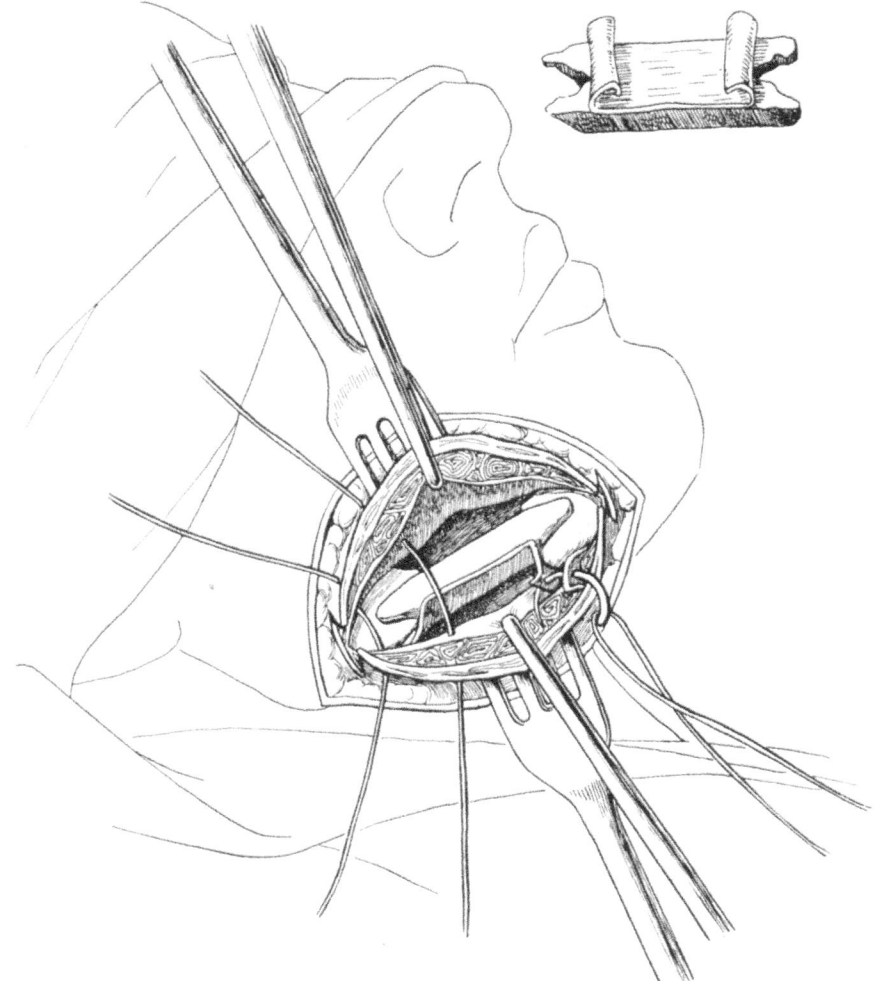

Abb. 114. Deckung eines Kieferdefektes durch autoplastischen Tibiaspan.
i) Einfügung des Implantats durch Verzahnung.

sondern sofort an Ort und Stelle bringen! Erst Freilegung der Pseudarthrose bzw. des Defektes von einem Schnitt unterhalb des Kieferrandes
aus. Keine Türflügelschnitte, kein Präparieren der einzelnen Schichten.
Direktes Vorgehen auf die Kieferbruchenden, deren Periost im Zusammenhange mit den Weichteilen ein Stück weit losgehebelt wird. Dies ist
für die Erhaltung seiner Lebensfähigkeit von größter Wichtigkeit (Lexer). Wir

halten uns dabei am unteren und hinteren Kieferrande und vermeiden die Nähe
des Zahnfleisches. Die zwischen den Kieferfragmenten liegenden Narben werden
exstirpiert. Von den Knochenstümpfen wird mit der Hohlmeißelzange abgetragen,
bis eine Absonderung aus dem Knochenmark auftritt (Sicherung der Markkallus-
bildung).

Eine Bearbeitung der Stumpfenden, Bildung von Bohrlöchern oder
Zapfen zur Verankerung und Verbolzung des Transplantates wird nur vorgenommen, wenn die vorhergehende zahnärztliche Fixierung der Kieferteile nicht in genügender Weise gelungen war und folglich eine mechanische Befestigung des Periostknochenstücks unbedingt erwünscht
scheint.

Woher nehmen wir das Transplantat? Wir haben die Wahl:

a) Vom Kiefer selbst (im allgemeinen nicht ratsam, da der Knochen
meist morsch, die Periostbedeckung schlecht und der Erfolg somit fraglich ist).

b) Aus der Rippe. Vorteile: Form der Rippe, leichte Entnahme. Nachteile: Bei Mitnehmen der hinteren Periostbedeckung leicht Entstehung eines
Pneumothorax, bei Belassung dieser Schicht manchmal auffallend starke Resorption, wohl auch, weil die Dichte des Knochens keine sehr große ist und
Belastung daher schlecht vertragen wird. Ferner Notwendigkeit, den Kranken
umzuwenden, wodurch die Asepsis gestört werden kann.

c) Vom Schlüsselbein. Hierfür spricht ebenfalls die Biegung dieses
Knochens und seine dem Kiefer ähnliche Beschaffenheit, die leichte Zugänglich-
keit, die Einheit des Operationsfeldes, wenn man auf derselben Seite bleibt,
endlich der Mangel von Ausfallserscheinungen, da man nur die vordere Hälfte
des Schlüsselbeins braucht. Dagegen spricht die Federung der Klavikula,
die beim Abmeißeln störend wirkt.

d) Vom Beckenkamm. Die Crista ilei scheint hinsichtlich ihrer Form
in hervorragender Weise zum Ersatz, besonders des Kieferwinkels, des aufsteigenden Astes und auch des Gelenkfortsatzes geeignet. Die Entnahme ist
leicht und hinterläßt keine Störungen. Selbst größte Defekte können mit diesem
Material gedeckt werden. Günstig soll namentlich auch der Umstand sein,
daß man nicht nur Kompakta, sondern auch Knochenmark, also knochenneu-
bildende Substanz mitnimmt und die Vaskularisierung des lockeren Knochen-
gewebes leicht vor sich gehen kann (Lindemann).

e) Vom Schienbein. Teile der Tibiakante und Vorderfläche können
an allen Stellen des Kiefers zum Ersatz dienen. Die mangelnde Biegung des
Knochenstückes läßt sich durch Zurechtstutzen mit scharfen Hohlmeißelzangen
erreichen. Wie Klapp hervorhebt, kann man auch nach Art der Holzbildhauer
einen sogenannten „Meißelspan" bilden, d. h. den Knochenspan aus der Tibia
mit kurzen Schlägen auf einen scharfen Bildhauermeißel so lostrennen, daß
er sich über sein Periost etwas krümmt, ohne aber zu brechen. Eine nachträgliche Fraktur an der Knochenwunde, über die Lindemann klagt,
tritt nur bei Traumen auf. Man läßt die Patienten entweder nach der Operation
drei Wochen liegen oder macht ihnen einen prophylaktischen Verband. Die
Stelle des Defektes ergänzt sich restlos (Bier). Ein Vorteil der Tibia
sei noch erwähnt. Der Operateur kann sich ungestört der Bearbeitung und
sofortigen Einpflanzung des Transplantats zuwenden, während der Assistent
bereits die Tibiawunde versorgt, wodurch die ganze Operation abgekürzt wird.

f) **Entnahme des Metatarsus.** Der vierte Mittelfußknochen ist noch der entbehrlichste. Er paßt hinsichtlich seiner Form besonders schön zum Ersatz des aufsteigenden Astes und des Gelenkfortsatzes (Klapp). Seine Opferung scheint durch die guten Erfolge bei der Deckung der genannten Kieferteile, auch bei Ankylose des Mandibulargelenks gerechtfertigt. Immerhin handelt es sich um einen verstümmelnden Eingriff, was besonders Beachtung verdient, da ein Mißlingen doch nicht völlig ausgeschlossen ist! Bedenklich ist die Exartikulation eines Metatarsus bei Soldaten außerdem aus dem Grunde, weil man, selbst wenn keine Funktionsbeeinträchtigung zurückbleibt, doch immer auf die subjektiven Angaben der Verletzten und somit auf ihren guten Willen angewiesen ist, ob sie sich wieder dienstfähig fühlen oder nicht. Der Erfolg dieser Operation kann also sein: Kieferfunktion tadellos, Gehvermögen beeinträchtigt, Dienstuntauglichkeit.

Im allgemeinen ist zu bemerken: Weniger die Art des Materials, als die der Entnahme entscheidet den Erfolg. Zu beachten ist

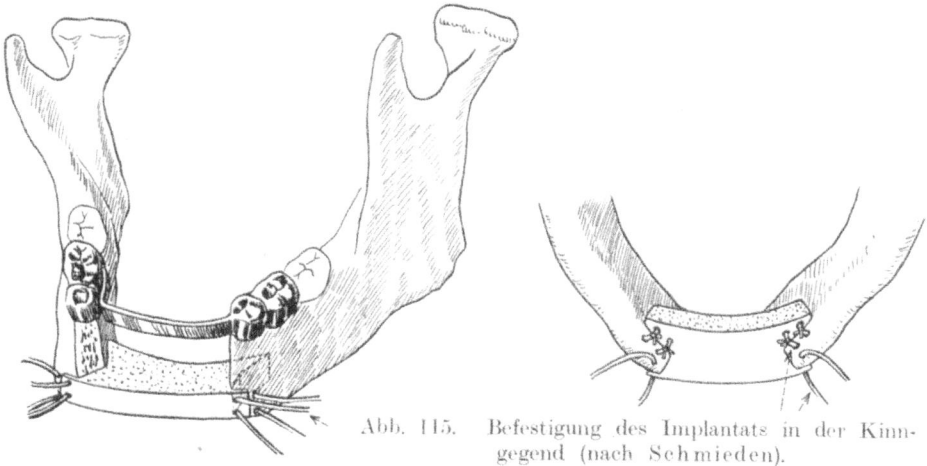

Abb. 115. Befestigung des Implantats in der Kinngegend (nach Schmieden).

zunächst, daß man bei der Lokalanästhesie das zu verpflanzende Periost nicht mit Anästhesierungsflüssigkeit belädt, wodurch eine gewisse Schädigung hervorgerufen werden kann. Eine Umspritzung des Operationsfeldes ist besser. Sodann ist vor der elektrischen Fräse, der Knochenfeile und der Drahtsäge zu warnen. Die beim Gebrauche dieser Instrumente entstehende Hitze schadet der Vitalität der Knochenzellen (Lexer). Am besten bedient man sich nur scharfer Meißel, schneidender und Hohlmeißelzangen. Die Knochenstücke sind genügend dick zu wählen. Dünne Späne, die an den Enden noch zugespitzt werden, verfallen vorzeitig der Aufsaugung und lockern sich aus ihrer Verankerung. Das Periost des Transplantats darf auf keinen Fall von dem Knochen losgelöst werden. Geschieht dies oder wird es bei der Bearbeitung zu sehr gequält, so erleben wir Mißerfolge. Im günstigsten Falle bildet sich vom eingeheilten Periost aus eine Knochenlade, in der ein sequesterähnliches Knochenstück liegt, das mit den Kieferstümpfen nicht in feste Verbindung getreten ist. Die Mitnahme überschüssigen Periosts, die völlige Umhüllung des Knochenspans in Periost ist überflüssig und zu unterlassen (Klapp). Von einem vielfachen

Schlitzen der Beinhaut oder einem Einstechen bis auf den Knochen, das einzelne für gut halten (Joseph), haben wir keinen Vorteil gesehen.

Die Einfügung des Transplantats wird unverzüglich nach der Entnahme vorgenommen, ohne daß der Knochenspan in einer Flüssigkeit abgespült oder mit Händen befaßt wird. Ist genügende Ruhigstellung der Knochenstümpfe erzielt worden, so paßt man ihn durch Zustutzen mit Hohlmeißelzangen einfach der Größe des angefrischten Defektes an, legt Knochen an Knochen, näht mit Katgut Periost an Periost und bedeckt die Transplantationsstelle vor allem sorgfältig mit Weichteilen durch fortlaufende oder geknüpfte Katgutnaht.

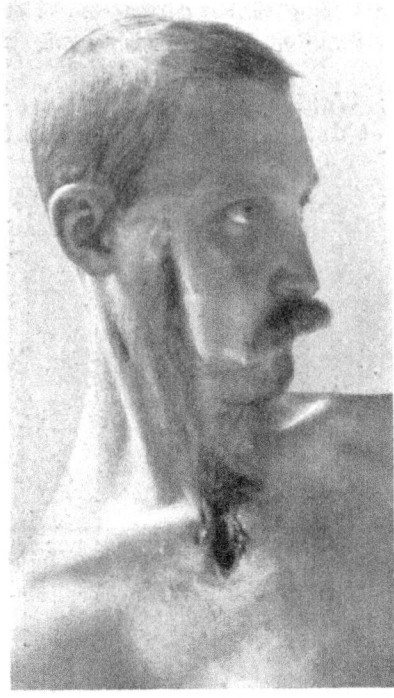 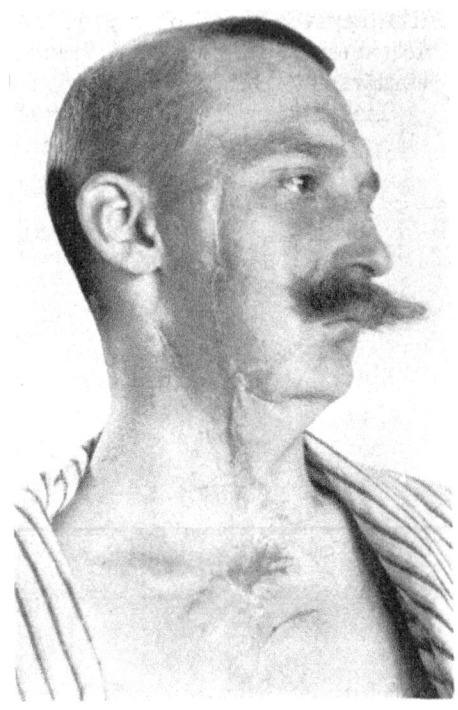

Abb. 116. Fall Hartmann. Außer Weich-   Abb. 117. Fall H. am Ende der Behandlung.
teilwunden breiter Defekt des rechten
horizontalen Kieferastes.

Hierdurch wird der Knochenspan meist nicht nur sicher in seiner Lage gehalten bis die Einheilung geschehen ist, sondern auch sein Periost lebensfähig erhalten. Auf ein frühzeitiges Verkleben des Periosts mit seiner Umgebung aber kommt alles an. Hiervon hängt die Vaskularisierung des Transplantats ab, wodurch wiederum sein späteres Schicksal, das auf dem Gleichbleiben des Verhältnisses zwischen Abbau und Anbau beruht, entschieden wird. Entstehen zwischen dem Periost und den umschließenden Weichteilen Lücken, die sich mit Blut füllen, so ist die spätere Organisation schon in Frage gestellt! Ebenso verhält es sich natürlich, wenn die primäre Verklebung zwar eintritt, die Ernährung aber mangelhaft bleibt, weil die Durchblutung der Implantationsstelle nicht genügend war.

Daß neben der Tätigkeit des mitverpflanzten Periosts auch den angefrischten Kieferstümpfen, vielleicht sogar dem Marke des Knochenspans eine Rolle bei dem Vorgang der Einheilung und Organisation zukommt, ist zwar noch strittig, jedoch in hohem Maße wahrscheinlich. Hierfür spricht die von den gut freigelegten und angefrischten Knochenfragmenten stets ausgehende, klinisch und röntgenologisch

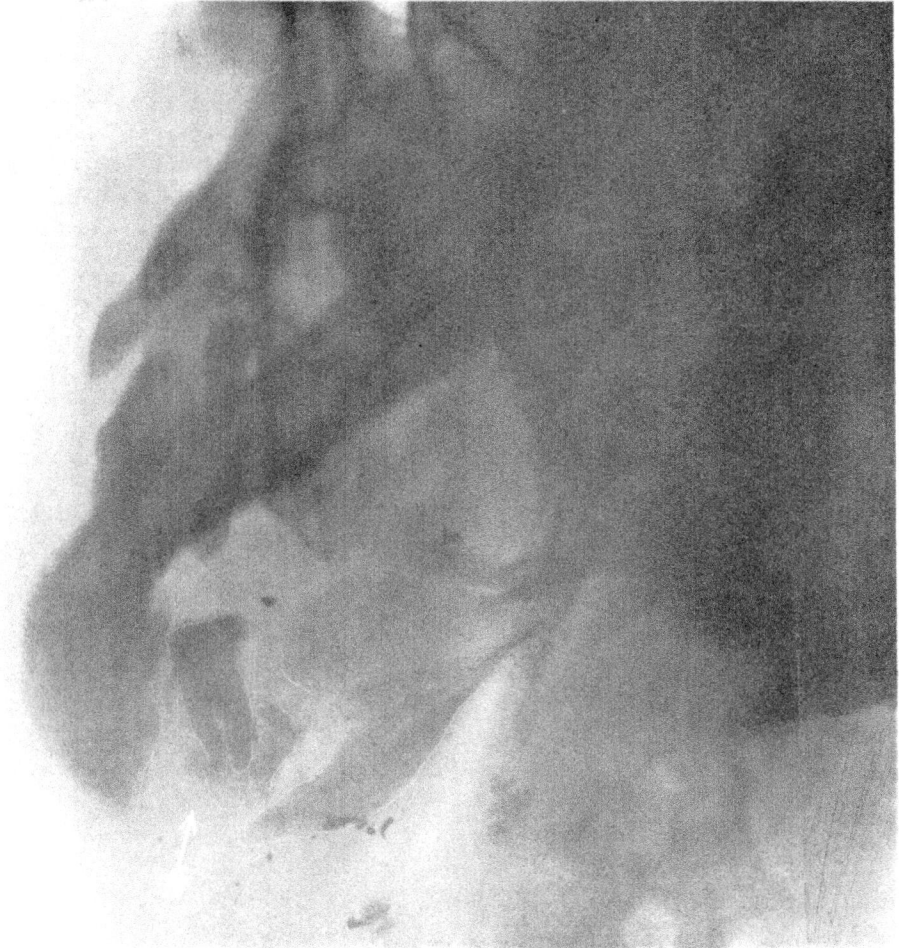

Abb. 118. Fall H. In der Defektstelle ein Backenzahn.

nachzuweisende, oft erhebliche Kallusbildung, die wir als gutes Zeichen für ein baldiges Eintreten knöcherner Festigkeit begrüßen können, während ihr Ausbleiben uns mit Sorge erfüllen muß. Das Transplantat selbst kann sich in solchen Fällen kräftig entwickeln; aber es bleibt, wenn die knochenverschmelzende Tätigkeit der Kieferstümpfe nicht eintritt, das Zustandekommen der regelrechten Konsolidierung und Organisierung aus, die nötig ist, soll der Kiefer wieder zum homogenen Ganzen werden.

Zur Anregung des Markkallus hat Lindemann die Kieferstümpfe
angebohrt und Zapfen des Transplantats hier hineingesenkt oder auch umgekehrt die aus dem Beckenkamm entnommenen Knochenstücke mit Bohrlöchern versehen und die zugespitzten Knochenenden damit verzapft. Wir

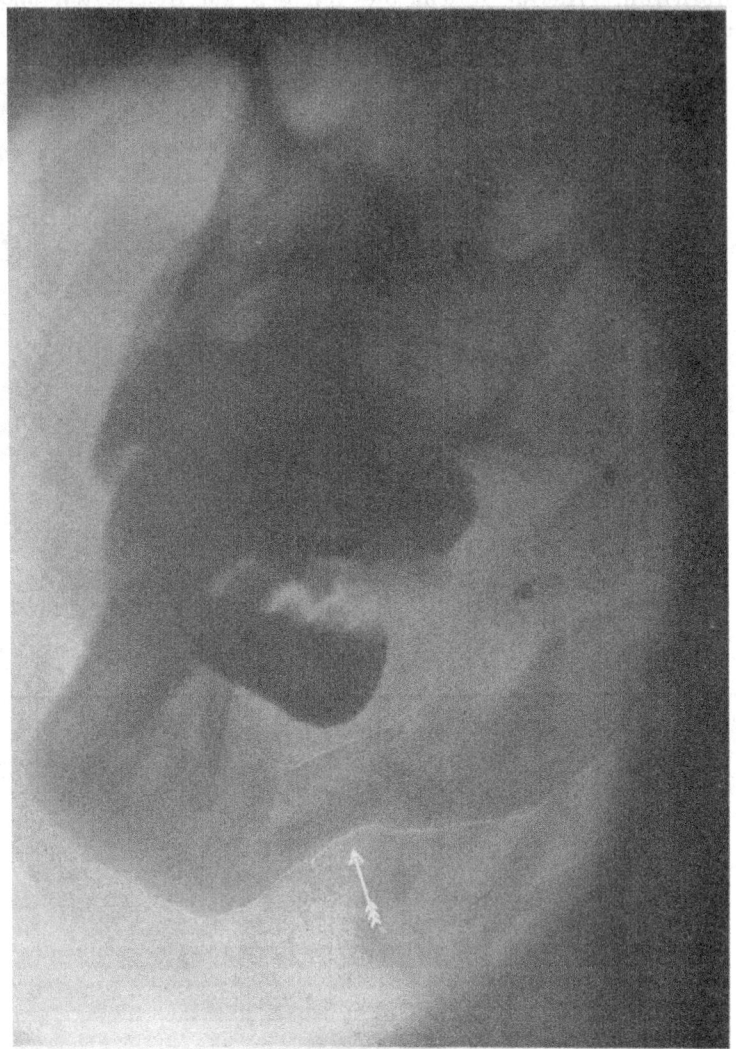

Abb. 119. Fall H. Tibiaspan überbrückt den Defekt.

haben in Fällen, wo eine mechanische Befestigung der Knochenspäne indiziert
war, es vorgezogen, die Kieferenden sowohl, wie den Span mit Einsattelungen
zu versehen, die sich sehr rasch mit einer schmalen Knochenzange machen
lassen. Jeder Kieferteil wird dann mit dem Transplantat verschränkt, wie man
etwa zwei Wäscheklammern aufeinander reiten lassen würde. Ein nachträgliches Sichlösen haben wir auf diese Art nie erlebt. Die innige Vereinigung

der Teile verspricht stets einen guten Verlauf der Transplantation. Statt der Verzapfung oder Einsattelung genügt oft auch die von Lexer empfohlene Einstufung. Man klemmt den größten Teil des Tibiaspans zwischen die Knochenenden und läßt von seinem Rande beiderseits einen kleinen Vorsprung stehen, den man in vordere Periosttaschen des Kiefers steckt und dort vernäht. Es liegt dann also am Unterkieferende eine längere Leiste des Transplantats, die mit dem Kieferperiost in innige Berührung gebracht ist, während sich eine Stufe in die Knochenlücke einfügt und die Kieferteile auseinanderhält.

Die bloße lockere Einfügung in vordere Periosttaschen ohne jede Einstufung möchten wir für bedenklich halten, weil hierdurch ein für die spätere Organisierung des Transplantats u. E. wichtiger physiologischer Vorgang in Wegfall kommt: der leichte Druck der Kieferenden auf den eingepflanzten Span. Wird das Transplantat absolut nicht belastet, so beschleunigt dies nach unseren Beobachtungen die resorptiven Vorgänge, wie wir es bei jedem längere Zeit inaktivierten Knochen erleben.

Von einer Fixierung der Transplantate durch Drahtnähte, Schrauben, Nägel, auch selbst durch goldene Trauringe (Warnekros) ist abzusehen, da diese Dinge der Organisation des Knochens nur hinderlich sein können. An dieser Tatsache ändern einzelne, auf diese Art behandelte und gut verlaufene Fälle nichts. Noch nie haben eingeheilte Fremdkörper auf die Dauer die normalen anatomischen und funktionellen Verhältnisse ersetzen können.

Bildet die Größe der Kieferdefekte eine Grenze für den freien autoplastischen Ersatz? Im allgemeinen kann diese Frage verneint werden. Es sind zahlreiche Fälle, bei denen die Hälfte, ja zwei Drittel des gesamten Unterkiefers verloren gegangen war, mit gutem funktionellen Erfolge behandelt worden. Die Schwierigkeiten nehmen aber natürlich in demselben Maße, wie der Defekt, an Größe zu, und die Mißerfolge häufen sich. Die zahnärztliche Fixierung läßt uns mehr und mehr im Stich. Wir können uns jedoch durch eine beiderseitige Nagelextension helfen, um eine einigermaßen richtige und ruhige Stellung der meist erheblich dislozierten zahnlosen Kieferfragmente zu erzielen. Auch macht sich bei der Einpflanzung sehr großer Kieferersatzteile die schlechte Beschaffenheit der Weichteile in erhöhtem Maße geltend. Haben diese doch meist erst durch mehrfache Plastiken geformt werden müssen. Wir erleben also nicht selten trotz primärer Einheilung später teilweise oder gänzliche Aufzehrungen des Transplantats oder das Auftreten von Pseudarthrosen. Obwohl man nach einmaligem Mißerfolge, zumal wenn es sich nur um einen teilweisen Ausfall handelt, durch erneute Operation noch zum Ziele kommen wird, so ergibt sich schließlich doch eine ganze Reihe von Fällen, bei denen man sich begnügen wird, den Wiederaufbau der zerstörten Weichteile erreicht zu haben, und denen man durch Anbringung zahnärztlich-chirurgischer Prothesen Hilfe schaffen muß. Diese Apparate finden bald an noch vorhandenen Unterkieferzähnen, bald am Oberkiefer mit Hilfe besonderer Gelenke und Vorrichtungen (nach Herbst, Schröder, Rumpel, Zimmer, Simon) Halt.

Wie verhalten wir uns beim Vorhandensein mehrerer Defekte oder Pseudarthrosen?

Solche kommen nicht selten an beiden korrespondierenden Bruchstellen des horizontalen Kieferstücks vor. Bisweilen fehlen ziemlich große Partien, so daß nur ein schmales, atrophiertes, möglicherweise auch noch zahnloses

Kinnstück in Gestalt einer Spange vorliegt, während die aufsteigenden Kiefer-
äste natürlich stark nach innen verlagert und gekippt sind. Auch hier macht
die Immobilisierung große Schwierigkeiten und gelingt meist erst durch direkte
Extension einmal des Mittelstücks, ferner aber auch der Kieferseitenteile. Um
die Ausarbeitung dieser Methoden haben sich Bruhn und Lindemann große
Verdienste erworben. Sind die drei Kieferstücke in einigermaßen richtige Lage
gebracht, so kann man entweder jeden Defekt für sich oder auch beide in einer
Sitzung überbrücken. In diesen Fällen macht sich fast stets eine Verbolzung
oder Verankerung der Implantate nötig, da man ohne eine mechanische Festigkeit vor dem späteren Sichlösen der Knochenstücke nicht sicher ist. Wir haben
Knochenstümpfe und Transplantatenden sogar immer noch unter dem Periost
mit je einem Bohrloch versehen und mit einem starken sogenannten Knochen-
Katgutfaden fest verknotet. Eine gleich nach der Operation angefertigte,
fest anliegende Gipskinnkappe sorgt außerdem für die unbedingt erwünschte
äußere Ruhestellung.

Liegen zwei kleine Defekte dicht nebeneinander oder findet sich zu beiden
Seiten eines schmalen, nach innen verschobenen Kinnstücks eine Pseudarthrose
vor, so kann man beide Stellen auch durch ein frei verpflanztes Knochenstück überbrücken. Wir haben dies besonders am Kinn mehrfach mit gutem
Erfolg getan. Man legt dann von einem Bogenschnitte aus den etwas höher
stehenden Rand des Kinnteils frei, sucht von ihm aus nach beiden Seiten hin die
Pseudarthrosen und dahinter die wieder nach unten vorspringenden Stümpfe
der horizontalen Äste auf. Das Periost aller drei Kieferteile wird abgehebelt,
der Knochen etwas angefrischt und ein entsprechendes, periostbedecktes Stück
aus der Crista ilei beiderseits gegen die horizontalen Kieferenden gestemmt und
mit dem Kinnstück in enge Berührung gebracht. Die Fixation geschieht durch
sorgfältige Katgutnaht von Periost zu Periost und ebensolche, etagenweise Vernähung der Weichteile über der Knochenspange. Auch hier empfiehlt es sich
außerdem, längere Zeit eine Kinnkappe tragen zu lassen.

Die Defekte des Ramus mandibulae und der Ersatz des Gelenkfortsatzes.

Was die Pseudarthrosen oberhalb des Kieferwinkels anbelangt, so trifft
die Bemerkung Wunschheims: „Je höher ein falsches Gelenk des aufsteigenden
Astes sitzt, um so geringer die Funktionsstörung" sicher in vielen Fällen zu.
Auch wir konnten häufig beobachten, daß eine Pseudarthrose, die sich dicht
unterhalb der Gabelung des Ramus mandibulae befand, weder eine merkliche
Störung der Funktion, noch der Stellung des Kiefers zur Folge hatte. Eine
geringe Neigung zur seitlichen Verschiebung kann man überdies zahnärztlich
leicht bekämpfen, indem man beispielsweise — wie Bruhn rät — an den Kiefer-
backzähnen der gesunden Seite Überkappungen anbringt, die mit einer an der
bukkalen Fläche der korrespondierenden Oberkieferzähne sich heraufschiebenden
Aufwulstung, also einer Art Gleitschiene, versehen sind. In Fällen guter Funktion
kümmert uns also der Zustand des Kiefergelenks weiter nicht. Haben wir eine
hochsitzende Pseudarthrose vor uns, so ist dies ja eigentlich ein Zustand, wie
wir ihn zur Beseitigung einer wahren Kieferankylose nach dem Vorgange von
Esmarch und Rizzoni operativ herstellen. Eine weitere chirurgische Behandlung erübrigt sich mithin.

Von diesem Gesichtspunkte aus wird man vielleicht auch von der Operation mancher Pseudarthrose des Unterkieferwinkels abstehen. Wir wissen, daß die von Rochet zuerst vorgeschlagene Herstellung eines künstlichen Scheingelenks am Kieferwinkel eine ausgezeichnete Funktion gibt (Schmidt, Kusnezki, Beresowski). Auf Grund dieser Tatsache möchten wir uns den Vorschlag erlauben, in Fällen von einseitiger, straffer Pseudarthrose an dieser Stelle des Kiefers auf die Herstellung einer knöchernen Kontinuität überhaupt zu verzichten und vielmehr auf der anderen Seite ebenfalls ein Scheingelenk herzustellen. Dies läßt sich durch Aussägen eines schmalen Knochenquerschnitts und Zwischenlagerung eines Masseter-Muskellappens leicht und ohne Gefahr erreichen. Der Erfolg des Eingriffs ist ein guter und die Behandlungsdauer eine wesentlich kürzere, als bei der Knochenimplantation.

Anders verhält es sich, wenn vom aufsteigenden Ast ein größeres Stück fehlt oder gar Processus coronoideus und Gelenkfortsatz gar nicht mehr mit-

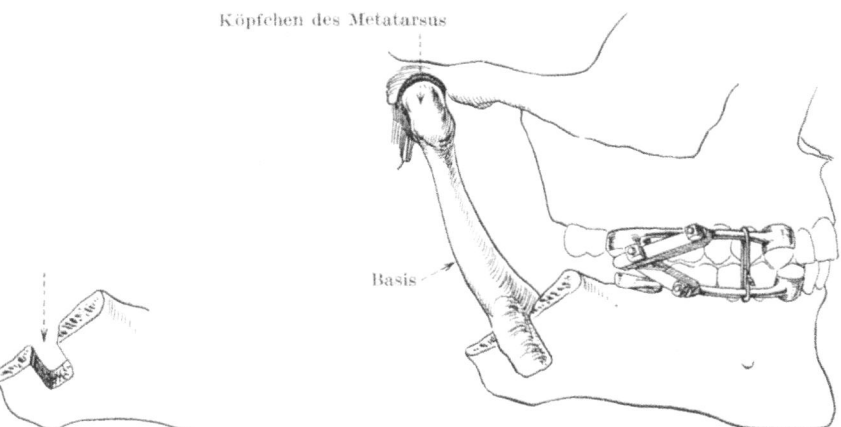

Abb. 120. Einsattelung am Kiefer, in die die Basis metatarsi eingefügt wird.

Abb. 121. Ersatz des Gelenkfortsatzes durch Mittelfußknochen (nach Schmieden).

einander verbunden sind. Im letzten Falle ist das besonders von Klapp empfohlene Verfahren das einzig richtige: Exartikulation des Gelenkteiles und freie Implantation eines vierten Metatarsus ohne Berücksichtigung des Processus coronoideus. Klapp rät, zur Schonung des Fazialis von einem kleinen Schnitt am Kieferwinkel auszugehen und den Rest des aufsteigenden Astes samt dem Gelenkköpfchen von dort nach Bohrung eines Weichteiltunnels, eventuell subperiostal, zu exartikulieren und herauszudrehen. Auf diese Art vermeidet man die Nebenverletzungen (Fazialisäste, Arteria maxillaris int.!) und erhält ein gut abgeschlossenes Bett für das Implantat. Ist der Processus coronoideus noch mit dem Rest des aufsteigenden Astes in Verbindung, so wird er abgetrennt. Die Befestigung des Mittelfußknochens am Stumpfe des Unterkieferkörpers geschieht durch Einbolzung oder dadurch, daß man den eingepflanzten Knochen auf dem entsprechend angefrischten Kieferende reiten läßt.

Die Entfernung des Gelenkteiles mit nachfolgendem Einsetzen eines Mittelfußknochens bei Defekten des aufsteigenden Kieferastes nun aber als

Normalverfahren hinzustellen, können wir uns nicht entschließen. Gewiß
verfällt gerade der Rest des aufsteigenden Astes nicht selten der Atrophie, und
die Beseitigung der Pseudarthrose durch Zwischenlagerung eines Knochens
gelingt deshalb nicht immer. Doch vermag ich über eine ganze Reihe von Fällen
zu berichten, bei denen die Herstellung knöcherner Konsolidierung zwischen
einem verhältnismäßig kurzen Rest des Gelenkteiles und dem Kieferwinkel
durch freie Einlagerung eines periostbedeckten Tibiaspans einwandfrei gelang.
Bei zwei Verwundeten nur gab es eine Pseudarthrose am oberen Ende des Implantats, aber ebenfalls einen befriedigenden funktionellen Erfolg. Entscheidend
darüber, ob der Gelenkfortsatz zu entfernen ist oder nicht, muß erstens der Zustand der Articulatio mandibularis selber
sein; zweitens der Umstand, ob Gelenkfortsatz und Processus coronoideus noch
genügend zusammenhängen, so daß
die Wirkung des Musculus temporalis
überhaupt noch auf den Ramus mandibulae übertragen wird; drittens das
Aussehen des Knochens bei der Freilegung des Defektes.

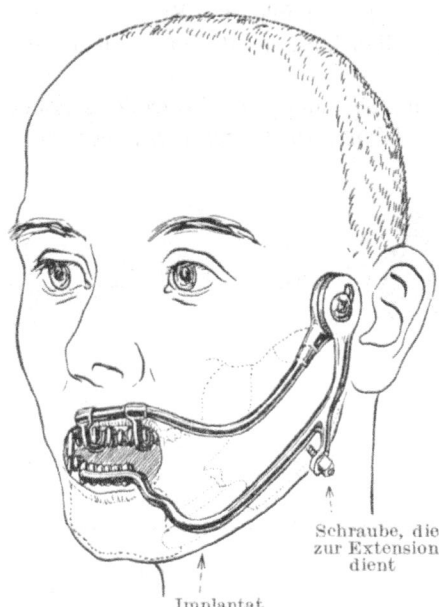

Schraube, die
zur Extension
dient

Implantat

Abb. 122. Direkte Extension des zahnlosen
Unterkieferfragmentes und seine Fixation
(nach Bruhn).

An dieser Stelle mögen noch die
knöchernen und fibrösen Unterkieferankylosen nach Verletzungen oder Erkrankungen des Gelenks Erwähnung finden. Sie sind verhältnismäßig selten und treten jedenfalls vor der Häufigkeit der falschen
Kiefergelenke bei weitem zurück. Ein-
seitige Gelenkversteifungen kommen
natürlich öfter vor, als doppelseitige.
Die Diagnose wird durch Ausschluß
einer Kieferkontraktur, durch das
Röntgenbild, bisweilen aber erst durch
die operative Freilegung des Gelenks
erhärtet.

Es bestehen folgende therapeutische Möglichkeiten:
a) Resektion des Kieferköpfchens, bzw. seiner Reste, und Wiederherstellung einer Gelenkgrube. Dieser Maßnahme wird sofort entweder die
Interposition eines faszienbedeckten, gestielten Muskellappens
aus dem Temporalis oder Masseter angeschlossen; oder man führt die Einlagerung zweier freier Faszienlappen aus, mit dem man die beiden
Knochenflächen überdeckt. Außerdem kann man Fett in den neuen Gelenk-
spalt einlagern. Das Einschlagen eines gestielten Hautlappens (Gluck) verlangt
Nachoperationen und ist deshalb weniger zu empfehlen. Die Verwendung von
Fremdkörpern (Metallplättchen, Scheibchen aus Elfenbein, Horn, Zelluloid,
Filmstückchen usw.), die zwischen die Knochenflächen gebracht werden, halten
wir nicht für empfehlenswert. Gibt es hierbei eine primäre oder sekundäre
Infektion, so ist der Erfolg der Operation in Frage gestellt.
b) Verzicht auf Wiederherstellung der Articulatio mandibularis. Her-

stellung entweder einer hochsitzenden oder am Kieferwinkel gelegenen Pseudarthrose durch gleiche autoplastische Gewebsinterposition oder Fremdkörpereinlagerung.

Beide Maßnahmen können nicht genügen, wo ausgedehnte knöcherne Verwachsungen auch zwischen dem Jochbein und dem Processus coronoideus bestehen. In diesem Falle sind auch hier entsprechende Knochendurchtrennungen vorzunehmen. Handelt es sich um eine Zerstörung des ganzen Gelenkfortsatzes mit übermäßiger Kallusbildung oder um eine disloziert geheilte Fraktur des Kieferköpfchens, die ein absolutes Hindernis bildet, so dürfte die Ausführung des Klappschen Rates gerechtfertigt sein:

c) Entfernung der Knochenmassen unterhalb des Gelenkes, bis man am aufsteigenden Ast auf gesunden Kieferquerschnitt kommt, und kunstgerechte Einfügung eines autoplastisch gewonnenen Metatarsalköpfchens.

Die entsprechende zahnärztlich-orthopädische Nachbehandlung der mobilisierten Kieferankylosen ergibt sich je nach dem Fall und dem Erfolge der Operation.

D. Die Verletzungen einzelner Gesichtsorgane.

1. Die Läsionen der Gehirnnerven.

Diese stehen an Häufigkeit denen der peripheren Nerven kaum nach; kommen doch außer einer intrazerebral verursachten Schädigung durch Schädelbruch, Geschoßwirkung, Eiterung oder Blutung und den außerhalb des Zentralorgans hervorgerufenen Verletzungen hier die zahlreichen Beeinträchtigungen der Nerven an ihren Austrittsstellen hinzu.

Was die Wichtigkeit der eigentlichen Gesichtsnervenläsionen betrifft, die auf den ersten Blick nicht erheblich zu sein scheint, so bedenke man, daß schon eine halbseitige Lähmung des Augenfazialis, die Neuralgie eines Trigeminusastes den Betreffenden vom Waffendienst ausschließt und zum Rentenempfänger machen kann.

Die Symptome der Gehirnnerven-Verletzungen sind mannigfaltiger Art. Wir beobachten gänzliche und teilweise motorsche Lähmungen und Krampfzustände, mehr oder weniger vollständige Aufhebung der Sensibilität, Auftreten von Hyperästhesieen und Neuralgieen, sekretorische und trophische Störungen und ausfallende Funktion von Sinnesorganen. Die Art, wie diese Schädigungen sich einstellen und sich weiter verhalten, läßt Rückschlüsse zu, ob die vorausgegangene Gewalteinwirkung zu einer gänzlichen oder teilweisen Zerstörung der betreffenden Nervenbahn geführt hat und ob wir somit auf eine weitere Besserung rechnen dürfen oder zum Eingreifen Veranlassung haben. Wir können meist auch unschwer feststellen, wo der Ort der betreffenden Nervenschädigung liegt. In vielen Fällen weist die Art der Verletzung, die Schußrichtung, die vorliegenden Frakturlinien, die manchmal allerdings nur an sehr guten Röntgenbildern, am besten an stereoskopischen, zu sehen sind, auf den Sitz der Läsion hin. Bisweilen ist allerdings ein sorgfältiges Studium aller Symptome und Funktionsstörungen notwendig, wenn man zu einer genauen Diagnose gelangen will.

Besonders interessant ist die Lokalisation bei dem so überaus häufig betroffenen Nervus facialis. Es steht zu erwarten, daß die auf diesem Gebiete zu machende Ausbeute zur weiteren Klärung der immer noch nicht ganz ersichtlichen Beziehungen dieses Nerven zu den übrigen führen wird. Sicher ist, daß hier auch individuelle Verschiedenheiten vorliegen.

Handelt es sich um eine durch Knochendruck, Fremdkörper oder Abszedierungen bedingte kortikale, faszikuläre oder nukleäre Lähmung von Gehirnnerven, so können entsprechende Maßnahmen (Entfernung nachweisbarer Fremdkörper oder Knochensplitter, Eröffnung von Abszessen, Gehirndrainage) notwendig werden. Nicht selten werden wir auch keinerlei offensichtliche Spuren des Traumas finden und uns darauf beschränken müssen, einen durch die Gehirnerschütterung eingetretenen herdförmigen Blutaustritt im Zentralorgan oder in die betreffenden Nervenbahnen anzunehmen. Vielfach wird uns auch die Feststellung gelingen, daß es sich um einen Abriß der Nervenwurzel an der Schädelbasis handeln muß. Hierzu bedarf es bei dem

a) Nervus olfactorius

keinerlei besonderen Gewalt. Schon durch einen Fall auf den Hinterkopf kann der Bulbus olfactorius einseitig oder beiderseits abreißen. Auch bei Erkrankungen des Siebbeins kann der Riechnerv in Mitleidenschaft gezogen werden.

Weitaus die meisten Fälle sind hingegen auf Brüche des Nasenbeins, Sprünge und Splitterungen des Siebbeins, Infraktionen der Schädelbasis oder auf perforierende Schuß- und Stichverletzungen zurückzuführen. Auch Spätlähmungen durch Kallusbildung und Narbenschrumpfung können sich ereignen. Die Häufigkeit der Riechnervenverletzung dürfte eine ziemlich große sein. In vielen fraglichen Fällen wird die Diagnose wohl mit Rücksicht auf die scheinbare Unwichtigkeit des Gegenstandes gar nicht gestellt werden. Und doch kann die Beeinträchtigung des Olfaktorius besonders für gewisse Berufsklassen eine empfindliche Störung bedeuten. Haben wir es doch manchmal nicht nur mit völliger ein- oder doppelseitiger Anosmie, sondern bisweilen auch mit sogenannten Parosmieen, dauernden Empfindungen eines ekelhaften Geruchs, zu tun, worauf schon Peltesohn hinwies.

Auch der Geschmackssinn kann bei Lähmung des Olfaktorius beeinträchtigt sein. Ein Gegenstück zu dem bei Thiem angeführten Weinhändler, der nach Bruch des Nasenbeins das Riechvermögen verlor und sich dadurch schwer geschädigt fühlte, konnte ich beobachten. Es handelte sich um einen Drogisten, dem die Identifizierung feiner Gerüche besonders am Herzen lag, und bei dem nach Bruch des Nasenbeins durch Hufschlag bei völligem Fehlen des normalen Riechvermögens eine dauernde unangenehme Geruchsempfindung auftrat.

Therapeutisch dürfte in diesen Fällen außer vorsichtiger Aufrichtung eines gebrochenen Nasenbeins kaum etwas in Frage kommen. Im Gegenteil sei vor zu energischen Eingriffen bei Brüchen der Nasenwurzel oder bei Operationen im Siebbein gewarnt. Schon durch zu starke Meißelschläge gegen das Siebbein kann eine Läsion des Nervus olfactorius erfolgen.

Die Verletzungen des Nervus opticus, sowie die Augenmuskel-
lähmungen gehören nicht in das Gebiet dieser Erörterungen. Dagegen ge-
bührt dem

b) Nervus trigeminus

chirurgisches Interesse. Die Lähmung des Gesichtsnerven, die sowohl intrazerebral, wie basal verursacht sein kann, beansprucht begreiflicherweise
weit weniger unsere Aufmerksamkeit, als die Irritation des Nerven, die Trigeminusneuralgie. Bei vollständiger Lähmung haben wir einen Zustand,
wie nach Resektion des Ganglion Gasseri, bei partieller, wie nach einer Neurexherese einzelner Trigeminusäste vor uns. Die Symptome dieser Lähmungen
sind meist nicht alarmierend. Die Gefahr einer Keratitis neuroparalytica und
Hypopyonkeratitis scheint nicht groß zu sein. Gefährdet ist das Auge meist
erst, wenn daneben noch eine Fazialisparese besteht. Allerdings können sich
Exkoriationen der Hornhaut als Folge trophischer Störungen einstellen. So
findet sich bei Uhthoff ein Fall von Granatsplitter-Steckschuß dicht vor dem
Ganglion semilunare. Die Sensibilität im ersten und zweiten rechten Trigeminusast, auch in der Nase und am Gaumen war stark herabgemindert. Ebenso hatte
die Geruchsempfindung auf der betreffenden Seite und der Geschmack der
ganzen Zungenhälfte gelitten. Das Zäpfchen wich etwas nach rechts zu ab,
die rechte Kornea war gegen leichte Berührungen unempfindlich, Sympathikus
und Fazialis waren unverletzt. Trotzdem hatte das rechte Auge die Fähigkeit
zu weinen eingebüßt. Offenbar war die Überleitung der sekretorischen Fasern
vom Nervus petrosus superficialis zum Ganglion spheno-palatinum gestört
worden.

In einem zweiten Falle Uhthoffs war durch Einschuß am äußeren, oberen
Orbitalrande bei gleichzeitiger Erblindung eine völlige Aufhebung der Sensibilität
im zweiten Trigeminusast einschließlich der Nasenschleimhaut und des harten
Gaumens eingetreten, aber ohne Anomalie des Geschmacks und der Tränenabsonderung.

Dies würde der Ansicht einiger Autoren widersprechen, die annehmen,
daß die zur Tränendrüse ziehenden, sekretorischen Fasern ihren Weg vom
zweiten Trigeminusast über den Nervus subcutaneus malae nehmen.

Erwähnt sei, daß es nach dauernder Lähmung des Infraorbitalis oder
des Alveolaris inf. zum allmählichen Ausfallen der Zähne kommen kann und
die durch eine Guérinsche Transversalfraktur hervorgerufene Verletzung der
Nervi palatini, nach Misch, Störungen der Gaumensegelfunktion verursacht.

Auch die motorische Lähmung der vom Trigeminus III versorgten
Kaumuskeln fällt nicht sehr ins Gewicht, da es sich ja kaum jemals um eine
doppelseitige derartige Nervenverletzung handeln dürfte. Außerdem wissen
wir, daß die Regenerationsfähigkeit gerade des Trigeminus groß ist (Garré,
Perthes) und somit der Schaden in manchen Fällen von selbst schwindet.

Anders verhält es sich mit der Trigeminusneuralgie. Sie muß
bei Kriegsteilnehmern ziemlich häufig sein, sind die Soldaten doch außer den
prädisponierenden Verletzungen auch manchen Erkrankungen ausgesetzt,
in deren Gefolge, wie wir wissen, sich gern Gesichtsnervenschmerzen zeigen.
Man denke an Typhus, Erysipel, Variola, Malaria, Influenza, die besonders

häufig Supraorbital-Neuralgieen nach sich ziehen. Ob Neuritiden nach Blei-
intoxikation infolge von Steckschüssen einwandfrei festgestellt wurden, vermag
ich nicht zu sagen. Die meisten derartigen Fälle werden wohl durch direkten
Druck der Projektile auf den Nerv zu erklären sein.

Zu denken wäre auch an Trigeminusneuralgie durch Nikotin- und Alkohol-
mißbrauch, ferner an die Erkältungsneuritiden und an die zahlreichen Fälle,
die auf Zahnerkrankungen zurückzuführen sind.

Uns interessieren in erster Linie die Neuralgieen, die durch Verletzungen
der einzelnen Trigeminusäste an ihren Austrittsstellen, sowie in
den Weichteilen des Gesichts entstanden sind. Weniger die direkte Läsion des
Nerven durch Hieb, Stoß, Schuß oder Fraktur, als die Folgen derartiger Vorgänge, der Narbendruck, der Druck des dislozierten Knochens auf den
nachwachsenden Nervenstumpf, der Kallus, der die Austrittstellen, die
Knochenkanäle einengt, sind die Ursachen der Neuralgieen.

Wegen seiner exponierten Lage kommt vor allem der Nervus supra-
orbitalis in Betracht. Hier kann schon eine einfache Weichteilnarbe, eine
posttraumatische Periostitis des Arcus frontalis heftige Gesichtsschmerzen aus-
lösen. Der Nervus maxillaris kommt besonders leicht durch Steckschüsse der
Fossa pterygopalatina (abgemattete Schrapnellkugeln!) in Bedrängnis, während
sein Hauptast, der Nervus infraorbitalis, durch Oberkieferfrakturen
der Quetschung, Zerrung, Anspießung ausgesetzt ist. Auch das Steckenbleiben
eines winzigen Geschoßteiles in diesem Nerven ist beschrieben worden. Bekannt sind die durch Oberkieferhöhlenempyeme ausgelösten Neuralgieen
dieses Trigeminusastes.

Außerordentlich häufig sind es die beiden Hauptäste des Nervus
mandibularis, von denen eine Neuralgie ausgeht. Der Nervus alveolaris
inf. leidet durch die zahlreichen Unterkieferschußbrüche und ihre Folgezustände,
sowohl bei seinem Eintritt in das Foramen mandibulare, wie in seinem Verlaufe
durch den Unterkieferkanal, als endlich bei seinem Austritt durch das Foramen
mentale. Hinzu kommen die von den Zähnen hergeleiteten Entzündungen.
Der Nervus lingualis kann ebenfalls das Opfer einer Unterkieferfraktur
werden, wobei er durch Knochenstücke gespießt, durch indirekte Geschosse
getroffen wird. Auch kann eine durch die Zunge gehende Kugel ihn verletzen
oder nachträgliche Narbenschrumpfung ihn einengen!

Die Glossalgieen sowohl, wie die Schmerzen, die vom Alveolaris inf.
ausgehen, können sehr heftig sein und dem Betroffenen das Dasein verbittern.

Auffallend war mir in einem Falle der beim Anfall auftretende ganz außer-
gewöhnlich starke Speichelfluß, der fortwährendes Schlucken veranlaßte und
so die Schmerzen steigerte, während bei einer völligen Durchtrennung des
Nervus lingualis, offenbar durch Fortfall der sekretorischen Fasern, die Absonderung der Gland. submaxillaris und sublingualis versiegte und sich ein
quälendes Durstgefühl einstellte. Auch eine isolierte Neuralgia buccinatoria
und tympanica oder eine sogenannte Otalgie kann zustande kommen.

Die Behandlung der Gesichtsnervenschmerzen ergibt sich aus
ihren Ursachen. Frakturen werden reponiert und ruhiggestellt, drückende
Knochensplitter, übermäßige Kallusmassen und Fremdkörper entfernt, die
Knochenkanäle oder Austrittsstellen, soweit dies möglich, erweitert. Ein-

engende Narben werden exzidiert, nach der Neurolyse wird der Nerv am besten in frei verpflanztes Fett gebettet. Daß kranke Zähne behandelt, Empyeme der pneumatischen Höhlen beseitigt werden, versteht sich von selbst.

Über die Behandlung der Trigeminusneuralgie, die nicht durch Verletzungen hervorgerufen wurden, ist Neues kaum hinzuzufügen. Unangebracht ist gedankenloses Darreichen von Palliativmitteln, gefährlich die längere Morphiumgabe.

Bleibt eine Neuralgie trotz Beseitigung der mechanischen Ursachen und trotz Berücksichtigung anderer Momente bestehen, so müssen wir annehmen, daß der längere Zeit einwirkende periphere Reiz oder andere Vorgänge das betreffende sensible Zentrum bereits in einen Zustand krankhafter Übererregbarkeit gebracht haben. Mithin kann hier nur der Eintritt völliger Ruhe, wie wir ihn durch gänzliche Unterbrechung der Zuleitungsbahn erreichen, Hilfe schaffen. Hierfür kommt in erster Linie die Alkoholinjektion in die einzelnen Trigeminusäste oder in das Ganglion Gasseri, in zweiter Linie die Neurexherese oder Ganglionresektion in Frage. Mit der Einspritzung von indifferenten Flüssigkeiten erreicht man nichts mehr, wenn die oben erwähnte abnorme Erregbarkeit des Trigeminuszentrums einmal vorhanden ist. Vor Rezidiven sind wir um so eher sicher, je weniger lange die Zentralstelle dem abnormen peripheren Reiz unterlegen hat, je gründlicher die Unterbrechung der Leitungsbahn war, je längere Frist mithin der zentrale Apparat hatte, um sich zu erholen, bis durch ein Nachwachsen der Nervenfasern wieder Eindrücke von außen her zu ihm hingeleitet werden.

c) Nervus facialis.

Vollständige oder teilweise Lähmungen der mimischen Gesichtsmuskulatur sind eine überaus häufige Folge von Kopfverletzungen Dies hängt mit der exponierten Lage des Fazialisrindengebietes, seiner Einengung in einen langen Knochenkanal an der Schädelbasis, seines weiten, dicht unter der Haut gelegenen Verzweigungsgebietes, zusammen. Der Sanitätsbericht des deutschen Heeres aus dem Jahre 1870/71 gibt nur wenige dauernde Paresen der Gesichtsnerven an. Die Anzahl der während dieses Krieges beobachteten Fälle dürfte eine recht erhebliche sein. Wir konnten bei einer Folge von ca. 500 Gesichts- und Kieferverletzten 11 mal eine komplette, bleibende Fazialislähmung feststellen. Hiervon waren 2 kortikal, bzw. intrazerebral bedingt, 4 durch Schädelbasisbruch, 1 durch direkte Verletzung des Nerven im Felsenbein, 4 durch Zerstörung des Fazialisstammes an der Austrittsstelle oder bis zu seiner Verzweigung. 4 Fälle waren mit Verlust des Gehörs verknüpft und zwar 1 ohne, 3 mit gleichzeitiger Beschädigung des Mittelohres. Dreimal hatten noch andere Hirnnerven gelitten (Trigeminus-Augenmuskelnerven, kaudale Hirnnerven). In 32 Fällen waren periphere Läsionen einer oder mehrerer Äste nachzuweisen.

Kein Nerv zeigt so zahlreiche Möglichkeiten eines Traumas, keiner läßt eine so genaue Lokalisation seiner Verletzung zu und gibt uns dabei zugleich interessante Aufschlüsse über seine Wechselbeziehungen zu anderen Gehirnnerven. Das genaue Studium der Fazialisparese ermöglichte es beispielsweise erst, genauere Feststellungen über die Geschmacks-innervation zu machen.

Wir unterscheiden

1. eine kortikale Läsion, die eine der häufigsten Begleiterscheinungen von Schädeldachbrüchen und Kontusionen ist. Sie kommt zustande durch Verwundung des unteren Teils der vorderen Zentralwindung oder durch Druck einer Depressionsfraktur oder eines Hämatoms auf diese Region. Die hierdurch verursachten Störungen gehen auf entsprechende Behandlung nicht selten spurlos zurück.

2. Nukleäre oder faszikuläre Paresen, meist wohl mit Schädigungen anderer Bahnen vergesellschaftet. Ihre Rückbildung hängt von der Ausdehnung der zerstörten Bezirke ab.

3. Basale Fazialislähmungen, die typische Komplikation der Schädel-basisbrüche, ebenfalls vielfach von Läsionen benachbarter Gehirnnerven be-gleitet. Am häufigsten ist der Akustikus und der Abduzens mitbeteiligt.

Außer durch die Fraktur kann der Nerv auch durch die direkte Gewalt eines Geschosses im Felsenbein getroffen werden. In diesem Falle tritt die Parese natürlich sofort auf, während sie sich in allen anderen bisher genannten Fällen auch als Spätlähmung, manchmal erst Tage nach der Verletzung entwickelt. Doppelseitige Lähmungen kommen bei Trans-versalbrüchen vor.

Von den Symptomen der Fazialislähmung schließt man, wie bekannt, auf die Stelle der Unterbrechung des Nerven auf seinem Wege durch den Canalis Falloppiae.

Besteht außer der motorischen Lähmung nur noch eine verminderte Schweißabsonderung, so muß die Stelle der Verletzung ziemlich peripher. am Foramen stylomastoideum, jedenfalls unterhalb des Abganges der Chorda tympani liegen (Köster).

Kommt eine Beeinträchtigung der Geschmacksempfindung und der Speichelproduktion — es kann sich sowohl um verminderte, als auch ver-mehrte Salivation handeln (Arnold) — hinzu, so befindet sich die Läsion zwischen dem Ganglion geniculi und dem Abgange der Chorda tympani, aber noch unterhalb der Abzweigung des Nervus stapedius, nach dessen Lähmung eine auffallende Hyperakusis beschrieben worden ist. Können wir ferner noch ein Versiegen oder eine Minderung der Tränenabsonderung auf dem gleichseitigen Auge beobachten, wozu sich nach Tietze manchmal noch ein geringeres Röten der betreffenden Wange beim Weinen gesellt, so ist die Schädi-gung noch weiter zentralwärts. in der Gegend des Ganglion geniculi, wenn nicht darüber, zu suchen, da die Tränenfasern sich am Genikulum im Nervus petrosus superficialis major vom Fazialis trennen.

Auch Gaumensegellähmungen nach isolierter Fazialisverletzung im Felsenbein sind in jüngster Zeit wieder beobachtet worden (Misch), was die frühere Ansicht von der Beteiligung des Nerven an der Innervation der Gaumen-muskeln wieder bestärken würde.

Tritt zu all diesen Störungen noch Taubheit auf dem Ohr ohne Zer-störung des Mittelohres auf, so muß zum mindesten auch der Nervus cochlearis gelitten haben.

Ebenso häufig, wie intrakraniell, wird der Fazialisstamm außerhalb des Schädels ein Opfer von Verletzungen.

Dicht unterhalb des Foramen stylomastoideum kann ihn ein Geschoß, ein Stich, ein quetschendes Knochenfragment treffen. Ebenso gefährdet ist er beim Umbiegen um den aufsteigenden Kieferast.

Daß die einzelnen Äste von Säbelhieben getroffen werden, wissen wir von der akademischen Chirurgie her. Von Geschossen sind besonders größere Granatsplitter zu fürchten, die mit der Parotis den ganzen Pes anserinus vernichten können.

Außer den direkten und indirekten Läsionen des Fazialis verdienen noch die entzündlichen Prozesse Erwähnung, die sich nach Schußverletzungen in seiner Nähe ereignen und ihm so gefährlich werden können. Wir erinnern nur an akute und chronische Eiterungen im Felsenbein.

Daß der Fazialis endlich auch nicht selten bei chirurgischen Eingriffen durchschnitten wird, ist bekannt. Während des Krieges scheint dies ziemlich häufig vorgekommen zu sein. Besonders oft fanden wir eine Durchtrennung des zur Unterlippe ziehenden Ramus colli, aber auch des Ramus marginalis mandibulae vor. Stets handelte es sich um Einschnitte, die zu nahe am Kieferrande gelegt worden waren, sei es, daß man eine Fremdkörperaufsuchung, eine Sequestrotomie, eine Knochennaht oder die Freilegung einer Pseudarthrose unternommen hatte. Zur Vermeidung der Fazialisfasern bei Gesichtsoperationen verweise ich auf das Schema für die Schnittrichtungen nach Bockenheimer.

Von den Erscheinungen und Folgezuständen der Fazialisparese erfahren außer den bereits genannten auch manche andere nicht gebührende Beachtung. Meist begnügt man sich mit der Feststellung des Ausfalls der Mimik und der Sprachstörung.

Bei der Muskellähmung ist es wichtig, das Fehlen sowohl der willkürlichen, wie unwillkürlichen Bewegungen im Gedächtnis zu behalten. Nach den Untersuchungen von Sternberg und Nothnagel existieren hierfür wahrscheinlich zwei Zentren.

Haben wir nun auf operativem Wege — durch Pfropfung, Anastomose, oder direkte Neurotisierung — für einen anderen Nervenanschluß an Stelle des irreparabeln Fazialis gesorgt, so erlangt der Kranke günstigstenfalls die willkürlichen Gesichtsbewegungen wieder, die unwillkürlichen schwerlich. Dies muß man bei der späteren Beurteilung des Erfolges aller Fazialisoperationen im Auge behalten.

Beachtlich ist sodann ein Folgezustand, auf den von zahnärztlicher Seite aufmerksam gemacht wurde: durch die Lähmung des Bukzinator wird es dem Kranken schwer, die in die Backentaschen gelangenden Speisen wieder herauszubekommen. Durch die auf diese Weise behinderte Selbstreinigung des Mundes stellen sich leicht Schleimhautentzündungen und Alveolarpyorrhoe der betreffenden Mundhälfte ein, weshalb unsere Kranken besonders guter Mundpflege bedürfen. — Merkwürdig ist in manchen Fällen peripherer Lähmung die Stellung der Augenbrauen (Körner). Die Augenbraue der gelähmten Seite steht tief, wenn die Leute gewohnheitsmäßig den Musculus orbicularis in dauerndem Tonus gehalten haben; sie steht hoch, wenn der Musculus frontalis stark kontrahiert wurde. Endlich sei noch erwähnt, daß wir auch bei peripherer Parese Sensibilitätsstörungen haben können (F. Rott). Bestimmte Anhaltspunkte für das Vorhandensein sensibler Fasern im Fazialis besitzen wir noch nicht.

Was die Prognose betrifft, so wurden die intrazerebralen, traumatischen Fazialislähmungen bereits erörtert. Die Aussichten für eine Regeneration nach Verletzungen im Felsenbein sind ebenso schlecht, wie nach Eiterungen. Auch bei Abtrennungen des Nerven am Austritt aus dem Foramen stylomastoideum tritt selten eine Spontanheilung auf. Ausgedehnte Narben, Knochenverdickungen können das Auswachsen der Nervenfasern behindern und Anlaß zur Neurombildung geben. Über die Durchschneidung einzelner peripherer Äste läßt sich nichts Bestimmtes sagen. Oft tritt nach Wochen und Monaten ein völliges Verschwinden der betreffenden Lähmung ein; andere Fälle bleiben hartnäckig, obwohl es sich sicher nur um eine glatte Durchtrennung eines Ästchens gehandelt hat. Dies wissen wir besonders auch von den postoperativen Paresen her.

Wie lange darf man auf den spontanen Rückgang der Lähmung hoffen?

Bezold (zitiert nach Trendelenburg) hat über einen Fall von Regeneration nach Nekrose im Bereiche des Canalis Falloppiae berichtet, die sich 6 Jahre nach Entfernung eines Sequesters aus dem Felsenbein einstellte. Misch, der offenbar häufig Fazialisparesen bei Kieferverletzten sah, meint, daß die durch Druck hervorgerufenen Lähmungen im Verlaufe von 4—8 Wochen schwinden, schwerere Fälle jedoch ein halbes Jahr und mehr zur Ausheilung brauchen. Ungünstiger wären die Aussichten bei völliger Durchtrennung, es sei denn, daß eine Nervennaht gelingt. Nach Verletzungen im Felsenbein wäre keine Rückbildung zu erwarten. Wir sind ebenfalls der Ansicht, daß man bei intrakranieller und basaler Schädigung und bei Läsion des Stammes die Hoffnung auf Selbstheilung aufgeben darf, wenn sich $1/2$ Jahr nach Eintritt der Parese gar keine Anzeichen neuen Auswachsens feststellen lassen. Elektrische Prüfung der mimischen Gesichtsmuskeln ist zu empfehlen. Greift man wirklich einmal in einem Falle kompletter Lähmung operativ ein und erlebt dann doch noch eine durch elektrische Reizung des Fazialisstammes nachzuweisende nachträgliche Regeneration, so braucht man sich keine Vorwürfe zu machen, wenn man den von uns empfohlenen Weg der Behebung eingeschlagen hat. Dieser benimmt die am meisten ins Auge fallenden und störenden Symptome, ohne dem Kranken — wie die Nervenpfropfung und Anastomosenbildung — zu schaden.

Die Behandlung der bleibenden Fazialislähmung.

A. Nervennaht. Peripher oft nicht ausführbar, da man die Äste nicht immer findet und sie sich durch Zug nur wenig verlängern lassen. Naht des Stammes wegen seiner Kürze sehr schwierig, bei Substanzverlusten meist ausgeschlossen. Hilfsmittel, die unter Umständen eine Vereinigung ermöglichen: Abmeißelung des Processus mastoideus, Verlagerung des Stammes nach der Innenfläche des Unterkiefers.

B. Palliativmethoden. Tarsorrhaphie (Verengerung der Lidspalte durch Vernähung des äußeren, ev. auch des inneren Augenwinkels), wodurch die Gefahr des Exophthalmus etwas gemildert wird. Keilexzisionen aus der überschüssigen Wangenhaut mit gleichzeitigen Mundwinkelplastiken (schon von Hoffa und Bardenheuer ausgeführt).

C. Methoden, die zur mechanischen Hebung der gelähmten Gesichtspartien dienen sollen (meist nur für den herabhängenden Mundwinkel anwendbar).

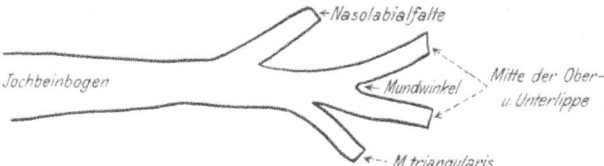

Abb. 123. Faszienzügel nach Burgk.

1. Versenkte Draht- oder Seidennähte (Busch und Momburg), die von der Lippenkommissur zum Jochbein führen (ev. mit Keilexzision zu kombinieren). Im allgemeinen nicht empfehlenswert. Gefahr der sekundären Infektion. Fixierung am Mundwinkel unsicher. Besser:

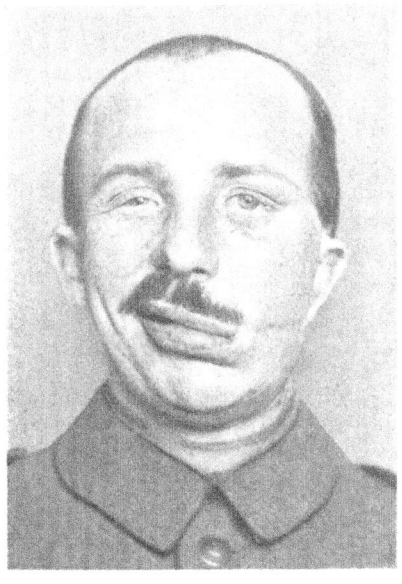

Abb. 124. Vollständige Fazialislähmung nach Zerstörung des Nerven im Felsenbein.

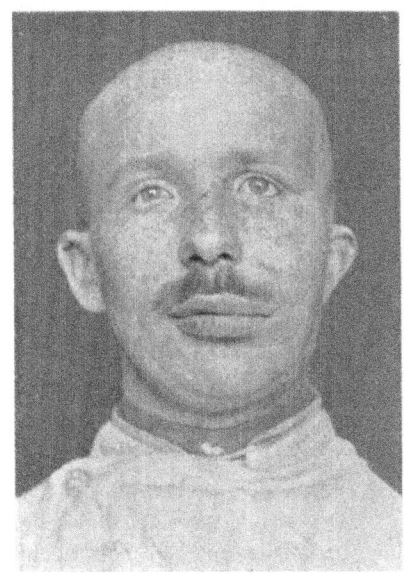

Abb. 125. Derselbe Fall 4 Wochen nach der mechanischen Hebung durch Faszienzügel.

2. Einpflanzung eines freien Faszienzügels (zuerst von Stein, Chirurgenkongreß 1913, unternommen), der ebenfalls am Jochbeinbogen Halt findet und den man nach Burgk in mehrere Enden zerteilt, so daß er dem Pes anserinus gleicht. Durch Anheftung eines jeden Faszienzipfels an der Unter- und Oberlippe, am Mundwinkel, an der Nasolabialfalte und in der Gegend des Musculus triangularis kann eine leidliche Hebung dieser herabhängenden Partieen erzielt werden.

D. Temporalis- und Massetermuskelplastik nach Lexer, Krause und Jianu. Ein einfacher, oder auch am Ende gespaltener Temporalismuskellappen wird am Unter-, ev. auch am Oberlide mit der Fascia tarsoorbitalis vernäht, ein Massetermuskellappen mit der Lippenkommissur. Wichtig ist, daß mit dem Ende des Temporalislappens ein Stück seiner Aponeurose, mit dem des Masseters ein Streifen Unterkieferperiost im Zusammenhange bleibt, da sich so ein festeres Anheften des Muskellappens an den Lippen resp. am Lid ermöglichen läßt (Krause). Lexer verteilt das Ende des Masseterlappens auf Ober- und Unterlippe, so daß der Mundwinkel etwas zusammengepreßt wird. Gomoiu nahm statt des Masseters den Sternokleido.

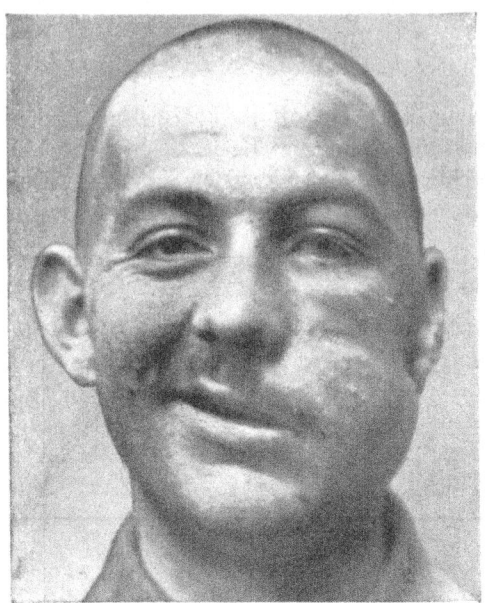 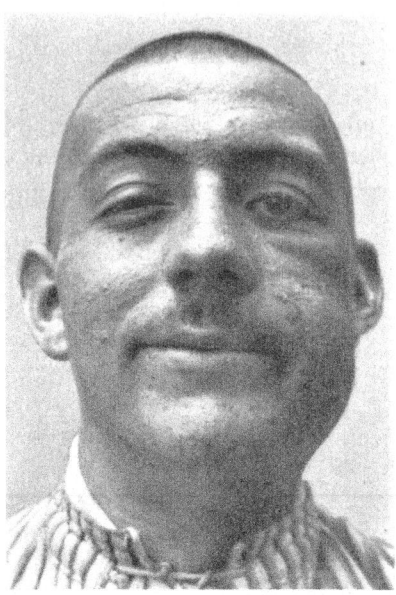

Abb. 126. Komplette linksseitige Fazialislähmung nach Läsion des Nerven an seiner Austrittsstelle.

Abb. 127. Derselbe Fall 2 Monate nach der direkten Implantation des Nervus hypoglossus (Pat. von Haberland).

Der Erfolg ist zufriedenstellend, das Gesicht bleibt aber starr, auch kann der Muskelzug mit der Zeit nachlassen.

E. Methoden, die darauf abzielen, wenigstens die willkürliche Beweglichkeit der gelähmten Gesichtshälfte wieder herzustellen.

1. Nervenpfropfung oder Anastomosenbildung (Ballance, Faure, Gluck, Köster, Hackenbruch u. a.; in neuerer Zeit siehe A. Wertheim). Wie bekannt, werden Hypoglossus oder Akzessorius benützt. Nachteile: Bleibende Lähmung der Spender. Durch Ausfall des Hypoglossus Sprachstörung, Abweichungen und Atrophie der Zunge; nach Durchtrennung des Akzessorius Herabhängen und Abstehen des Schulterblattes, bisweilen ganz außerordentliche Beschwerden, sogar Entwicklung einer Kyphoskoliose! Störend wirkt ferner, daß bei jeder Zungen- und Schulterbewegung Gesichtszuckungen auftreten können.

2. Heinekes direkte Nerveneinpflanzung auf die Fazialislähmung angewandt (Haberland). Haberland präpariert den Nervus hypoglossus oder den accessorius möglichst bis zu ihren Endästen schonend frei
und steckt diese alsdann in die wichtigsten, vorher dargestellten mimischen
Gesichtsmuskeln hinein. Wie wir wissen, finden die in gelähmte Muskulatur
eingefügten motorischen Nervenfasern ihren Weg zu den Resten der Schwann-
schen Scheiden und zu den motorischen Endorganen. Sie rufen Regeneration
und Kontrakturen der Muskelfibrillen hervor (Erlacher).

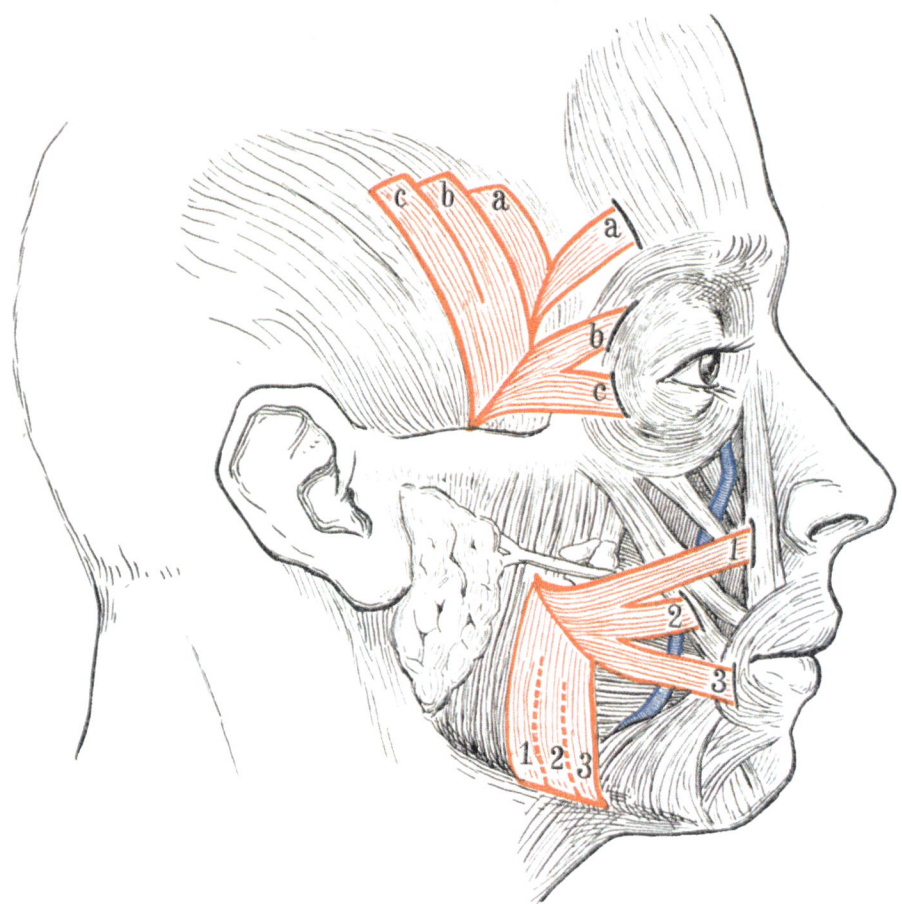

Abb. 128. Die muskuläre Neurotisation bei Fazialislähmung (schematisch).

In unserm Falle erfolgt also eine direkte Übertragung des motorischen
Impulses vom Hypoglossus oder Akzessorius auf die betreffende mimische
Muskulatur, woraus sich schließlich willkürliche Gesichtsbewegungen
ergeben. Allerdings nur im unteren Fazialisgebiet, denn bis zum Auge lassen
die Spender sich nicht heraufbringen. Alsdann ist zu bedenken, daß auch
dieser Erfolg mit halbseitiger Lähmung der Zunge oder mit einer Schädigung
der Schulter erkauft ist. Diese Übelstände veranlaßten uns, an Stelle der
Nervenüberpflanzung die sogenannte

3. muskuläre Neurotisation bei der Fazialisparese zu versuchen. Von der Tatsache ausgehend, daß auch von einem motorisch genügend innervierten Muskelteil, der mit gelähmter Muskulatur in Zusammenhang gebracht wird, Nervenfasern auswachsen und so allmählich Kontrakturen ausgelöst werden können, fügten wir breitgestielte Lappen des M. temporalis und masseter in die Muskeln des Auges, der Wange und des Mundes. Das Hauptaugenmerk ist darauf zu richten, daß diese Muskellappen als Nervenspender schonend behandelt werden, daß sie auch wirklich genügend Nervenästchen des Trigeminus III enthalten, daß die mimischen Gesichtsmuskeln gut präpariert werden und die Anlegung von Muskel an Muskel so geschieht, daß auch

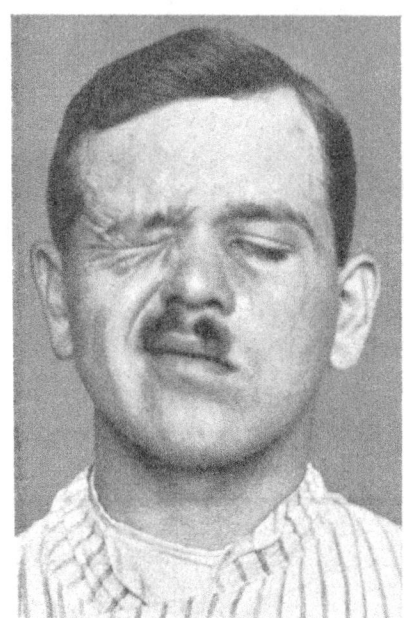
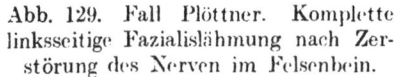

Abb. 129. Fall Plöttner. Komplette linksseitige Fazialislähmung nach Zerstörung des Nerven im Felsenbein.

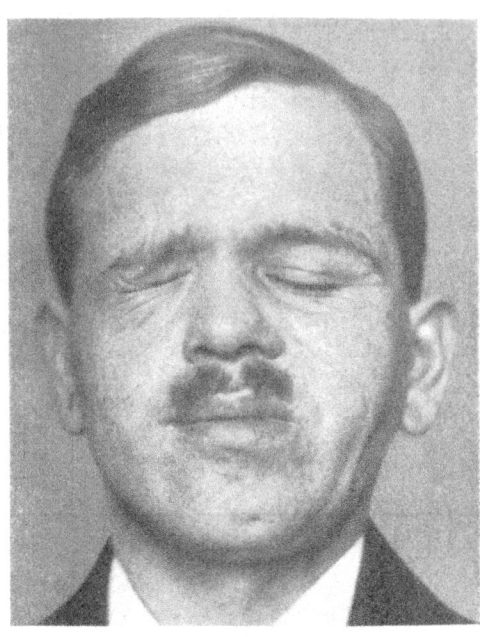

Abb. 130. Derselbe Fall ein halbes Jahr nach der muskulären Neurotisation.

tatsächlich Fasern aus dem Querschnitt der Kaumuskeln in die kleinen Gesichtsmuskeln überwuchern können. Auf keinen Fall darf über den Querschnitt genäht werden. Seitliche Haltefädchen genügen vollkommen. Man braucht etwa ein Drittel des Temporalis und des Masseters. Die Enden der Muskellappen werden entsprechend am Auge in zwei, auf der Wange in drei bis vier Zipfel getrennt. Eine Behinderung des Kauvermögens tritt nicht ein. Da der Hautschnitt zur Darstellung der Gesichtsmuskeln in der Nasolabialfalte zugleich für die Loslösung des vorderen Masseterteiles genügt und der Operationsschnitt an der Schläfe sich an der Haargrenze verliert, tritt keine wesentliche Entstellung des Gesichts durch Narben ein.

Wir haben bisher sechs Fälle operiert, bei denen der Eingriff über $\frac{1}{2}$ Jahr zurückliegt. Zwei weitere wurden in einem anderen Lazarett analog behandelt.

Bei den zwei ersten meiner Verwundeten ließ die Neurotisation zu wünschen übrig, die mechanische Hebung der gelähmten Gesichtspartien überwog. Ich hatte offenbar zu viel genäht. In einem weiteren Falle versagte der Masseter, da er infolge der Schußverletzung und eines Kieferbruchs stark narbig verändert war, so daß man in diesem Falle besser einen Lappen aus dem intakten Sternokleidomastoideus hätte nehmen sollen. In den übrigen Fällen trat eine einwandfrei festzustellende nervöse Belebung der wichtigsten mimischen Gesichts- und Schließmuskeln auf. Diese begann allmählich, etwa 4—6 Wochen nach der Operation, und entwickelte sich während der folgenden 4—6 Monate. Aus anfänglichen fibrillären Zuckungen wurden deutliche Muskel-

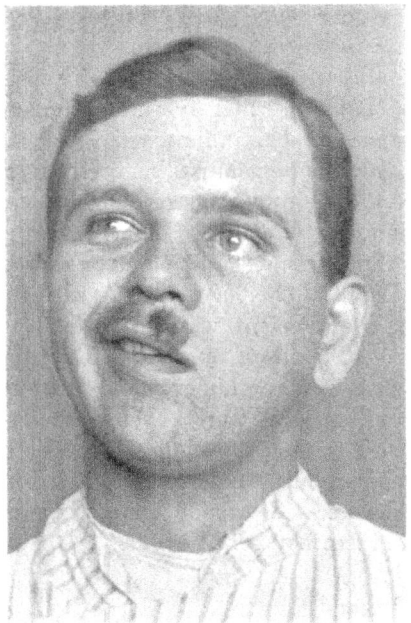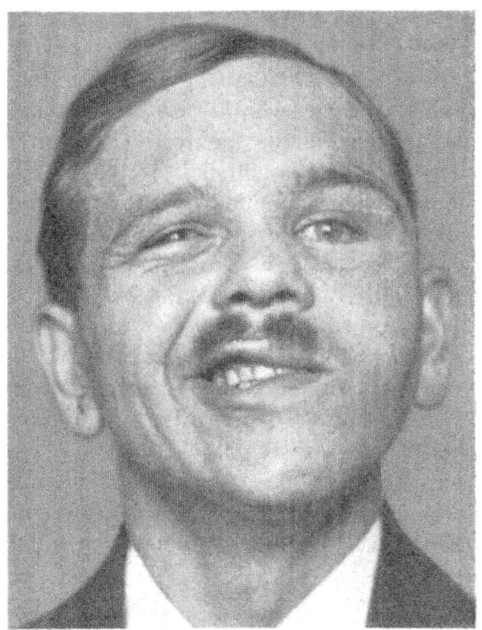

Abb. 131. Fall Plöttner vor der Neurotisation beim Lachen.

Abb. 132. Fall Plöttner ¹/₂ Jahr nach der
Neurotisation beim Lachen.

kontraktionen, und zwar nicht nur in der Nähe der Kaumuskellappenenden, sondern auch entfernt von ihnen im Bereiche der neu innervierten Gesichtsmuskeln selbst (Quadratus labii sup. triangularis oris, orbicularis usf.). Die Muskelbewegungen traten lange Zeit nur bei Kaubewegungen auf oder wenn der Patient tat, als wollte er kauen. Durch fleißige Übungen vor dem Spiegel brachten es zwei Verwundete jedoch mit der Zeit zu einer ziemlichen Unabhängigkeit von der Kiefertätigkeit, obwohl bis zu einem völligen Umlernen natürlich Jahre vergehen dürften. Diese zwei Fälle konnte ich fast ein Jahr lang beobachten, da sie gleichzeitiger Kieferdefekte wegen in der Garnison blieben. In der Ruhe ließ hier das Gesicht keine Lähmung mehr erkennen. Der Lagophthalmus war geschwunden, ebenso der Speichelfluß. Die Sprache war normal zu nennen. Das Steckenbleiben der Speisen in der Wangentasche

hatte sich fast völlig verloren. Die unwillkürlichen Impulse hatten sich bei der
letzten Nachprüfung noch nicht wieder eingestellt. Beim Lachen zuckte zwar
auch die früher gelähmte Gesichtshälfte, doch gab es immer noch eine Grimasse.
Nach einer Mitteilung von Stewart sollen Patienten von Ballance, bei denen
eine Nervenpfropfung wegen Fazialislähmung vorgenommen wurde, nach 5—6
Jahren ausdrucksvoll gelächelt haben. Auch Sick spricht davon, daß sein
Kranker schließlich mit der paretischen Wange lachen konnte. Demnach
wäre die Wiedererlangung der mimischen, unwillkürlich und stets doppelseitig
auftretenden Gesichtsbewegungen, wenn überhaupt, erst nach sehr langer Zeit
zu erwarten.

Daß es sich bei den geschilderten Vorgängen nicht etwa um eine nachträgliche, spontane Regeneration von Facialisästen handelt, läßt sich durch die
elektrische Prüfung feststellen.

Übrigens hat auch Gersuny mit dem Muskelanschluß bei der Fazialisparese Erfolge gehabt und hält gerade diese Lähmung hierfür sehr geeignet.
Er unternahm die Neurotisation von den angrenzenden mimischen Muskeln
der gesunden Gesichtshälfte, indem er ein Stück aus dem Musculus corrugator
und aus dem Musculus frontalis über die Mittellinie hinweg lagerte und mit den
gleichnamigen gelähmten Muskeln in Verbindung brachte. Ebenso wurde
an der Ober- und Unterlippe mit einem Orbikularismuskellappen verfahren.
Nach drei Wochen schon zeigten sich feine Hautfältchen als erste Anzeichen
einer Kontraktur der bisher toten Muskeln. Der Patient wurde zu fleißigen
Übungen angehalten. Wir haben in einem erst kürzlich operierten Fall die
von Gersuny empfohlene Methode mit der unserigen kombiniert und erwarten
hierdurch eine vollständige Neurotisation der ganzen paretischen Gesichtshälfte. Es versteht sich, daß man sich bei Läsionen einzelner Fazialisäste
mit einem entsprechenden partiellen Muskelanschluß begnügen kann. Über
erfolgreiche muskuläre Neurotisation mit Hilfe eines Sternokleidolappens, die
Foramitti ausführte, findet sich kürzlich ein Bericht bei Weiser.

Über den Fazialiskrampf,

der gelegentlich nach Verwundungen, Abszessen, Blutungen, auch zwischen
Hirnrinde und Brücke beobachtet wird, ist in der Kriegsliteratur nicht viel
zu finden. Auch hinsichtlich der Beziehungen zwischen Verletzungen und
Erkrankungen des Mittelohrs und Felsenbeins, sowie der Trigeminusneuralgie
zum Spasmus facialis ist die Ausbeute gering. In den meisten Fällen waren die
beobachteten mimischen Gesichtskrämpfe wohl lediglich Vorläufer späterer
vorübergehender oder dauernder Lähmungen. Wir konnten einen Fall von
einseitigem Spasmus fast des gesamten Fazialis nach Oberkieferbruch erfolgreich
behandeln. Die Krämpfe traten besonders bei Erregungen auf, auch beim
Sprechen und Kauen, aber auch nach Druck auf die Austrittsstelle des Nervus
infraorbitalis. Störungen von seiten des Geschmacks und der Sekretion, auch
Geräuschvergrößerungen, fehlten. Nach Neurexherese des Infraorbitalis, der
offenbar einem Knochendruck unterlegen hatte, blieben die Spasmen fort.

Die Kriegsverletzungen der Vagusgruppe und des Hypoglossus sollen hier vor allem insofern Berücksichtigung finden, als sich
daraus Störungen der Zungen- und Gaumensegelfunktion ergeben können.

Die doppelseitige Läsion dieser Nerven wirkt tödlich, kommt für die klinische Beurteilung also nicht in Frage. Der Sitz der einseitigen Schädigung ist zumeist basal oder peripher gelegen. Gelegentlich wurden jetzt, wie zu Friedenszeiten, auch kortikale Lähmungen, so beim Hypoglossus (Tietze), festgestellt.

Im allgemeinen handelt es sich um verhältnismäßig seltene Vorkommnisse. Bis zum Beginne dieses Krieges waren etwa 12 Fälle von einseitiger Lähmung der Vagusgruppe nach Schädelbrüchen (Siebenmann) und nur vier nach direkter Schädigung am Foramen jugulare bekannt. Die Anzahl hat sich bisher nicht in dem Maße vermehrt, wie man erwarten könnte, wohl weil mancher Fall noch nicht publiziert worden ist, bei manchem die Symptome wenig her-

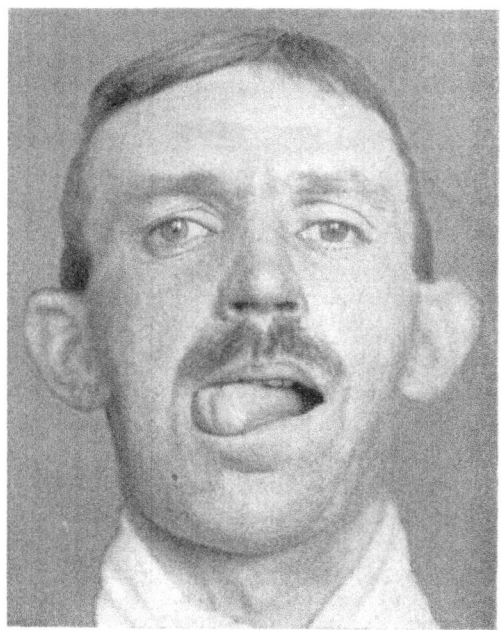

Abb. 133. Fall Th. Direkte Läsion des rechten Nervus glossopharyngeus.

vorstachen, so daß man ihnen keine Beachtung schenkte. Periphere Verletzungen der Zungennerven sind in den Kieferlazaretten häufig gesehen worden (Misch). Sie werden hier aber häufig als sogenannte „Nebenverletzungen" angesehen und gehen der allgemeinen Kenntnis verloren.

Isolierte Paresen eines einzelnen Nerven kommen recht selten vor. Selbst peripher, nach Unterkieferschußbrüchen, Verletzungen des Mundbodens oder des seitlichen Halsdreiecks, dürfte sich bei genauerer Untersuchung zumeist der Nachbar — wenn auch nur partiell oder vorübergehend — als mitverletzt erweisen. So fanden wir auch bei Zungenschüssen gewöhnlich Schädigungen zweier Nervengebiete.

Da die Fälle schon hinsichtlich der merkwürdigen Ausfallserscheinungen Interesse verdienen, teile ich zwei Krankengeschichten kurz mit.

Fall Th. Granatsplitterverletzung. Schußnarben rechts unterhalb vom Jochbeinbogen und oberhalb des Kehlkopfrandes im seitlichen Halsdreieck. Kieferwinkel vom Geschoß gestreift. Sprach- und Schlingbeschwerden. Ferner Aufhebung des Geschmacks
auf der ganzen rechten Zungenhälfte. Die im Munde ruhende Zunge weicht nach links,
die hervorgestreckte dagegen nach rechts ab. Außerdem zeigt die linke Hälfte des Mundbodens eine deutliche Erschlaffung. Es handelt sich also in erster Linie um eine rechts-
seitige Glossopharyngeus-Läsion. Daneben bestehen aber noch Schädigungen des
rechten Nervus lingualis und des linken Nervus mylohyoideus. Das merkwürdige Verhalten der Zunge wird durch die Wirkung der Musculi styloglossus und genioglossus erklärt.
In Ruhelage wird die Zunge durch Überwiegen des linken Styloglossus in dieser Richtung
verzogen; hervorgestreckt weicht sie dagegen nach rechts, der Seite der Läsion, ab und
zwar infolge Überwiegens des linken Genioglossus. (Vgl. Abb. 133.)

Fall V. Schußbruch des rechten Kieferwinkels. Steckschuß in den Muskeln oberhalb der Spina scapulae. Geschädigt ist (direkt oder indirekt) der Nervus lingualis (Ge-
schmacksstörung der vorderen $^2/_3$ der Zunge), der Nervus glossopharyngeus (Aufhebung
des Geschmacks im hinteren Zungendrittel, Schluckbeschwerden, Tiefstand des rechten
oberen Gaumensegelbogens in der Ruhe), der Nervus hypoglossus (motorische Insuffizienz
der Zunge) und der Vagus (leichtes Abweichen des Kehlkopfes nach links, Schluckbeschwerden, geringe Stimmbandparese. Die rechte Zunge zeigt ausgesprochen elektrische
Entartungsreaktion.

Je höher im lateralen Halsdreieck die Kugel getroffen hat, um so sicherer
ist es, daß eine Läsion aller drei durch das Foramen jugulare tretenden
Hirnnerven, ferner des Hypoglossus, möglicherweise auch des Sympathikus
vorliegt. Fast mit Sicherheit ist eine gemeinsame Verletzung dieser Nerven-
gruppe zu erwarten, wenn ein Schädelbasisbruch vom Hinterhauptloch aus
nach dem Foramen lacerum post. und dem Canalis hypoglossi zu verläuft.
Von den Traumen, die solche Brüche hervorrufen, werden, außer einer Gewalteinwirkung vom Schädeldach her, heftige Schläge ins Genick oder das
Herabfallen schwerer Gegenstände, beispielsweise bei der Verschüttung, genannt. Neben der sich hieraus ergebenden Zerquetschung in der Nähe der
Schädelbasis, neben der direkten Zerstörung durch ein Projektil können wir
es aber auch mit einer Fernschädigung (Perthes) der Nerven zu tun haben.
So berichtet Körner über eine Verletzung des Halses durch Wurfminen-
splitter:

Es trat sofort Aphonie, Speichelfluß, Verschlucken und Abweichen der Zunge auf,
ferner Verengerung der einen Lidspalte und Pupille, sowie Tränenträufeln und vermehrte
Schweißabsonderung. Gleichzeitig hing die Schulter herab. Der Einschuß befand sich
hinter dem oberen Drittel des Kopfnickers. Diese Lähmung des X.—XII. Hirnnervs
und des Sympathikus schwand jedoch sehr bald wieder, ohne daß eine Behandlung nötig
gewesen wäre.

Derselbe Autor beobachtete einen weiteren Fall, bei dem Vagus, Akzessorius und Hypoglossus durch das Narbengewebe des in ihrer Nähe verlaufenden
Schußkanales gedrückt und so gelähmt wurden. Nach der Neurolyse besserten
sich die Symptome bis auf die Kehlkopflähmung.

Bei einem dritten Verwundeten konnte Körner feststellen, daß die Stelle
der Läsion des 8., 9., 10. und 12. Hirnnerven sich innerhalb der Schädelkapsel
befand. Es handelte sich um Schädigungen der Wurzeln und der intrakraniell
gelegenen Stammteile an der Schädelbasis oder innerhalb der Austrittsöffnungen.

Einen Bericht über direkte Verletzung der Vagusgruppe mit Ausschluß des Akzessorius durch ein Sprengstück, das in der Nähe des Foramen
jugulare saß, finden wir bei Groß.

Glossopharyngeus und Hypoglossus waren offenbar nicht völlig unterbrochen, denn
es lag nur eine beschränkte Störung der Geschmacksempfindung und keine gänzliche Auf-

hebung des Schluckaktes vor. Wohl aber entstand eine Atrophie des Musculus genioglossus und der vorderen Halsmuskeln. Am Vagus zeigte sich ein Reflexkrampf, was aus heftigen Atembeschwerden und Erstickungsgefühlen hervorging. Auch verlor Patient sofort die Stimme. Das Geschoß konnte nicht entfernt werden. Trotzdem ließen die sich zunächst noch wiederholenden Kollapszustände, die mit verlangsamter Herzaktion, verflachter Atmung, Angstgefühlen und Schweißausbrüchen einhergingen, allmählich nach, nachdem anderweitige Reizungen des Vagus (Magenüberfüllung) vermieden wurden.

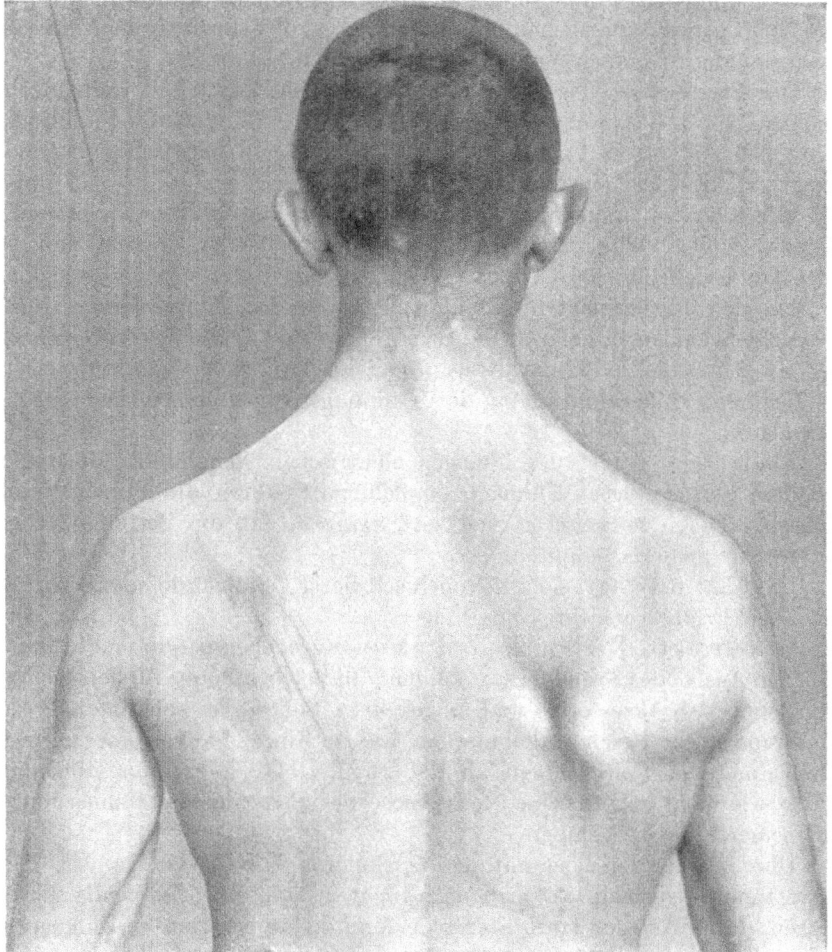

Abb. 134. Direkte isolierte Verletzung des rechten Nervus accessorius.
Einschußnarbe rechts am Nacken.

Die Beschreibung einer gewiß sehr seltenen doppelseitigen extrakraniellen Hypoglossusläsion verdanken wir O. Maas.

Es handelte sich um einen Durchschuß des Halses unterhalb der Unterkieferbasis. Die Zunge lag gewulstet am Boden des Mundes. Erhebung der Zunge gegen die oberen Zahnreihen war unmöglich. Das Vorstrecken über die unteren Zähne gelang nur etwa um 1 mm. Seitliche Bewegungen wurden angedeutet, ein Zurückziehen der Zunge war unausführbar, Schlucken von Flüssigkeiten erfolgte mühelos, feste Speisen bereiteten große Schwierigkeiten. Die Sprache war außerordentlich gestört. Die faradische Reizung des Hypoglossus gelang nicht, Sensibilität und Geschmacksempfindung war völlig normal.

Eine weitere Beobachtung über völlige Zungenlähmung nach Hypoglossusverletzung findet sich bei Schuster.

Die Prognose der Vagusgruppen- und Hypoglossusverletzung ist mit
Vorsicht zu stellen. Die Störungen nach glatter Durchtrennung des Vagus
selbst scheinen stets vorüber zu gehen. Reizungen des Nerven hingegen führen
zu wiederholten Anfällen von Herzstillstand, Hustenreiz mit Dyspnoë, Atem-
stillstand, Blutdrucksenkung und zum Tode. Es ist also in diesen Fällen möglichst bald operativ vorzugehen und, falls die Neurolyse nicht gelingt, die rasche
Durchtrennung des einen Vagus zu unternehmen.

Die Parese des Glossopharyngeus und Hypoglossus soll sich angeblich
manchmal von selbst völlig verlieren. Guleke meint, daß die Funktionsstörungen sich mit der Zeit „ausgleichen". Haberland behauptet, daß andere
Nerven „vikariierend eintreten".

Wir möchten annehmen, daß in Fällen von angeblicher spontaner Regeneration keine völlige Durchtrennung der betreffenden Nerven vorgelegen
hat, sondern vielleicht nur ein Druck der Umgebung oder eine Fernschädigung.

Bei den 14 peripheren direkten Läsionen der Zungennerven, die wir
zu Gesicht bekamen (1mal war der Hypoglossus und Glossopharyngeus isoliert,
5mal der Lingualis und Hypoglossus, 7mal der Lingualis allein verletzt), trat
nur 3mal ein Spontanrückgang der Lähmungserscheinungen und zwar am
Lingualis ein.

Therapie: Außer der üblichen elektrischen Behandlung dürften sich
vor allem systematische Übungen empfehlen, wodurch die Sprachstörungen
in unseren Fällen teilweise so weit zurückgingen, daß die Betreffenden sogar
wieder kommandieren konnten.

Die Naht der Nerven ist ziemlich schwierig. Sie wurde am Hypoglossus,
doch ohne Erfolg versucht.

Die direkte Nervenimplantation wäre ebenso wie eine Pfropfung
durch den Ausfall des Spenders zu erkaufen. In Betracht käme für den gelähmten
Hypoglossus der Akzessorius und umgekehrt. Sollte eine hochsitzende Akzes-
soriusläsion starke Beschwerden machen, was im Einzelfalle von einer geringeren
Anteilnahme der Spinalnerven an der Schulterblattinnervation abhängt, so
würden wir nicht zögern, eine Anastomose des Hypoglossusstammes mit dem
11. Hirnnerven vorzunehmen.

Über meine Versuche mit der muskulären Neurotisation bei Hypo-
glossuslähmung vermag ich mich noch nicht zu äußern. Jedenfalls dürfte es
gelingen, durch Anlegen eines Sternokleidomuskellappens an die Zungenwurzel
das Hineinwachsen von motorischen Nervenfasern und schließlich neue Eigen-
bewegungen der Zunge zu erreichen.

2. Speicheldrüsen.

Von den Kriegsverletzungen der Speicheldrüsen sind die der Parotis
der exponierten Lage dieser Drüse wegen weitaus häufiger, als die der Submaxillaris und Sublingualis. Sie sind auch von größerer praktischer
Bedeutung. Denn während wir an der Ohrspeicheldrüse verhältnismäßig oft
Fistelbildungen beobachten, die uns zum Einschreiten nötigen, kommt ein
Speichelfluß nach Läsionen der beiden anderen Drüsen kaum je vor, was eigentlich
wundernehmen muß, wenn man bedenkt, daß die Sekretmenge der Submaxil-

laris (nach O e h l) 3mal so groß ist, wie die der Parotis. Der Grund für die Selten-
heit der Submaxillarfisteln ist vielleicht, wie H e i n e k e bemerkt, im Muzingehalt
dieser Drüse zu suchen, der der Parotis fehlt.

a) Parotis.

Wir unterscheiden aus praktischen Gründen:

1. Verletzungen und Fisteln der Drüsensubstanz.
2. Solche des Ausführungsganges, und zwar seines bukkalen, masseteralen oder glandulären Teiles.

Zu 1. Das Drüsenparenchym leidet am häufigsten durch direkte
Verletzung, Hieb, Stich und Schuß, aber auch indirekt durch Knochensplitterung.
Ferner kommen Zerreißungen und völlige Zerstörungen durch größere Geschoß-
teile und Dislokationen der Parotis aus ihrer Lage vor.

So beobachteten wir einen Fall, bei dem durch Granatsplitter die ganze
linke Ohrspeicheldrüse mit dem Fazialis und der Ohrmuschel, ferner nahezu
der ganze aufsteigende Unterkieferast verloren gegangen waren. Bei der späteren
Freilegung des Gebietes konnte man auch nicht ein Stückchen Drüsensubstanz mehr entdecken. Offenbar war die Parotis in toto herausgerissen und
in die Mundhöhle prolabiert.

Einen solchen Parotisprolaps nach dem Cavum oris sah auch M. K r a u s.

Er fand nach Schrapnellschuß des Unterkiefers einen walnußgroßen, drüsenartigen
Körper, der durch ein Loch der Wangenschleimhaut in den Mund ragte und schon mit dem
Zungenrand verwachsen war. Nach Lösung der Verwachsungen konnte die Parotis durch
Ansetzen eines großen Saugglases auf die Außenseite der Backe wieder in ihre normale
Lage gebracht werden.

Bekannt sind die operativen Läsionen der Ohrspeicheldrüse. Ihrer
bisweilen verhängnisvollen Bedeutung für den Ausgang einer freien Knochentransplantation am Unterkiefer hat besonders L i n d e m a n n gedacht.

Der Heilungsverlauf der Drüsensubstanzwunden ist im allgemeinen günstig. Schwere, fortschreitende Wundinfektionen bleiben meist
aus, zumal, wenn die Parotisfaszie mit eröffnet wurde. Hieraus folgt, daß man
sich bei infizierten Wunden vor der primären Naht dieser dicken, bindegewebigen
Hülle zu hüten hat. Bei dem Heilvorgang gehen wohl zweifellos Teile des
verletzten und von den Ausführungsgängen abgetrennten Parenchyms durch
Verödung zugrunde.

Die häufigste Folge einer Parotisverletzung, die Drüsensubstanzfistel,
kann zu verschiedener Zeit auftreten und sich ebenso verschieden lange geltend
machen. Entweder fließt aus der Wunde von Anfang an Speichel ab, und nach
ihrer Verkleinerung bleibt die Fistel zurück. Oder die Stelle der Verletzung
verklebt zunächst, um 2—3 Tage später zu fisteln. Oder endlich, Haut und
Faszie verheilen völlig, es entwickelt sich aber eine sogenannte Speichelgeschwulst,
die nach außen durchbricht oder nach deren Punktion die Fistel bleibt.

Ob diese Drüsensubstanzfisteln nun vorübergehende oder dauernde
sind, hängt nach N i c o l a d o n i weniger von der Größe der Parenchymwunde,
sondern vor allem davon ab, ob von vornherein der durch die ganze Parotis
ziehende Hauptgang oder einer seine Äste verletzt war. Ferner spielt wohl
sicher auch die etwa durch Narbenzug oder Klappenwirkung bedingte Abfluß-
behinderung des Drüsensekrets eine Rolle (H e i n e k e).

Daß auch weit hinten, unterhalb des Ohrläppchens liegende Substanz-
fisteln mit dem Hauptgange in Verbindung stehen können, erlebte ich beim
Versuche, eine solche dauernde Fistel, die nach Inzision einer typhösen Parotitis
zurückgeblieben war, durch Einspritzen von Jodtinktur zu heilen. Sofort
drang die nur unter schwachem Druck und tropfenweise injizierte Flüssigkeit
durch die Papilla salivalis in den Mund und färbte die Zunge braun.

Von der Wichtigkeit des ungestörten Abflusses konnte mich ein zweiter
Fall überzeugen, bei dem ein mehrmaliges, einfaches Bougieren mit Katgut-
fäden, die sich weit in die Drüse hineinführen ließen, genügte, um eine
monatelange bestehende Parenchymfistel zu schließen.

Die Behandlung der Parotisverletzungen muß in erster Linie
Verhütung der Infektion und der Fistelbildung zu erreichen suchen. Beides
geschieht am ehesten durch vorsichtige Ätzungen der Parotiswunde und einen
Okklusivverband, durch gleichzeitiges, öfteres Bougieren des Stenonschen
Ganges oder die Schlitzung seines bukkalen Abschnittes. Auf diese Weise
vermeidet man in der Mehrzahl der Fälle Sekretstauungen und mindert die
Möglichkeit sekundärer Infektion von außen sowohl, wie von der Mundhöhle
her. Esser verklebt kleinere Parotiswunden und auch Fisteln einfach mit
einem Mastisoltampon. Die Ätzung der tiefergehenden Fisteln raten wir auf
folgende Art zu unternehmen:

Man glüht das Ende einer zerbrochenen Giglischen Drahtsäge und schmilzt
etwas Höllenstein an. Fährt man hiermit in die Fistel, so erreicht man zu
gleicher Zeit eine leichte Verwundung und Verätzung und bringt den Kanal
meist sehr schnell zum Verschluß. Vorausgesetzt, daß der Abfluß nach dem
Ductus Stenonianus nicht etwa behindert ist.

Nach Injektion von Jodtinktur, die in neuerer Zeit Latzer wieder empfohlen hat, sah ich zweimal starke entzündliche Anschwellungen der Ohrspeicheldrüse und heftige Beschwerden. Ätzungen mit Chlorzink und Kantharidentinktur haben vor dem Lapis nichts voraus.

Unterstützend für die Beseitigung aller Fisteln, auch der des Parotis-
ganges wirkt die Ruhigstellung des Kiefers, die Darreichung reizloser,
breiiger und flüssiger Kost, und die interne Verabreichung von Atropin.

Speichelansammlungen im oberflächlich verheilten Wundspalt und unter
der Haut gehen manchmal auf Kompression oder auf mehrfache Punktionen
mit nachfolgender Einspritzung einiger Tropfen Alkohol zurück, wiederum
vorausgesetzt, daß keine größeren Gänge getroffen waren. In diesem Falle
tut man am besten, die Speichelgeschwulst von der Wangenschleimhaut
eventuell unter gleichzeitiger Schlitzung des Duktus zu inzidieren. Man führt
alsdann sogleich ein schmales Drain ein, das an den Wundrändern gut fixiert
wird, so daß es 8—10 Tage liegen bleiben kann.

Zu 2. Die Läsionen des Ductus Stenonianus sind fast immer
offene. Nur hie und da ereignen sich subkutane Rupturen, denen Ansammlung von Speichel unter der Haut oder Schleimhaut und nachträgliche
Perforation nach außen oder nach dem Munde folgen kann.

Neben unvollständigen Verletzungen, bei denen gelegentlich ein
größerer Substanzverlust der äußeren Wand des Ganges vorkommt, sind vollständige Durchtrennungen zu beobachten. Außerdem, besonders durch
die Wirkung eines Granat- oder Minensplitters, mehr oder minder große Defekte

des Ganges, ja vollkommene Zerstörungen. Die Folge dieser Läsionen ist in der Regel eine Speichelgangsfistel, die je nach Art und Schwere der Schädigung vorübergehend oder dauernd besteht.

Viel seltener als die auf der Außenseite der Wange gelegenen Duktusfisteln, die auch bei Kriegsverletzten am häufigsten den masseteralen Gangteil betreffen, treten innere Fisteln auf, die sich nach der Mundhöhle zu entleeren. Diese werden, da sie selten Beschwerden machen, oft gar nicht diagnostiziert, es sei denn, daß durch nachträgliche Sekretstauung in der Parotis eine Untersuchung der Papilla salivalis unternommen wird. Auch Speichelausfluß aus der Nase (sogenannte Speichelnasenfistel) kann vorkommen (Perthes). Dieser entsteht, wenn durch Operation oder Narbenschrumpfung der Wangenschleimhaut der Ausführungsgang der Parotis sehr hoch in die Umschlagsfalte zum Oberkieferrande zu liegen kommt und außerdem noch eine Perforation in der fazialen Wand der Highmorshöhle besteht. Dann kann tatsächlich Speichel in das Antrum und von dort in die Nase gelangen, was den Verletzten, besonders beim Essen, sehr lästig werden muß. Die Behandlung hat hier natürlich in Verschluß der Öffnung nach der Oberkieferhöhle, wenn möglich auch in Verlegung des Duktus nach unten zu bestehen.

Als Komplikation einer Gangverletzung haben wir in erster Linie das Auftreten einer akuten Sialoadenitis zu fürchten. Diese kommt besonders leicht zustande, wenn sich ein Erysipel im Bereiche der Wunde abspielt. Von anderweitigen Entzündungen der Speicheldrüsen im Anschluß an Verletzungen wird weiter unten die Rede sein.

Die Prognose der äußeren Gangfisteln ist wesentlich ungünstiger als die des Drüsenparenchyms. Spontane Heilungen kommen vor, wenn eine glatte Durchschneidung des Ganges durch Messer- oder Säbelhieb vorausgegangen ist und die eröffneten Lumina sich gegenüber liegen. Auch seitliche, unvollständige Fisteln vermögen sich wohl gelegentlich von selbst zu schließen, allerdings auch nur, wenn der Abfluß nach dem vorderen Gangende frei und dieses nicht durch Narbenzug abgeknickt ist. So gut wie ausgeschlossen ist eine Selbstheilung totaler Duktusfisteln nach Heineke, l. „wenn das periphere Gangende verschlossen oder hochgradig verengert ist; 2. sich eine lippenförmige Fistel gebildet hat; 3. das zentrale Ende des Duktus endständig in die Fistelöffnung mündet; 4. ein erheblicher Defekt des Ganges besteht," es sei denn, daß nachträglicher Narbenzug die Gangquerschnitte zufällig wieder miteinander in Berührung bringt oder das zentrale Gangende vernarbt, so daß die Parotis verödet.

Lindemann hat, um sich Aufschluß über den Verlauf einer Parotisfistel zu verschaffen, ihre Füllung durch Wismutlösung und Röntgenphotographie vorgenommen, ein Verfahren, wie es beispielsweise zur Kenntlichmachung tuberkulöser Fistelgänge bräuchlich ist. Wir möchten die Anwendung bei Parotisverletzungen widerraten. Erstens dringt der Wismutbrei gar nicht bis in die feinsten, möglicherweise eröffneten Gänge ein. Zweitens macht die Injektion — wie Lindemann übrigens selbst zugibt — unter Umständen heftige Entzündungen. Drittens belehrt uns jede Fistel durch ihr Verhalten selbst über ihre Natur: sie heilt entweder mit oder ohne unser Zutun mit der Zeit oder sie heilt nicht.

Was die Behandlung der Parotisgangfisteln betrifft, so besaßen wir, wie aus der erschöpfenden Arbeit Heinekes vom Jahre 1913 hervorgeht,

schon vor dem Kriege eine große Menge verschiedener, allerdings nicht ganz
gleichwertiger Methoden.   Mit der Anwendung der einen oder der anderen
scheinen die meisten Chirurgen ausgekommen zu sein.   Nur Perthes und
Lindemann haben uns neue therapeutische Winke bzw. Modifikationen früher
schon ausgeführter Operationen gegeben.

      Es erübrigt sich, an dieser Stelle sämtlicher Behandlungsmöglich-
keiten zu gedenken. Wir beschränken uns vielmehr auf die Angabe der Methoden,
die nach Heineke zur Beseitigung spontan nicht heilbarer Gangfisteln
am meisten geeignet sind. (Wir verstehen dabei unter spontan heilbaren Fisteln
diejenigen, die durch einfache Ätzung, Verklebung der Wunde, Kompression,
Bougierung des Ganges, Ruhigstellung des Kiefers und Atropindarreichung
versiegen.)

      Bei permanenten Duktusfisteln im bukkalen Teile ist die direkte
Einpflanzung des freigelegten hinteren Gangendes in die Mund-

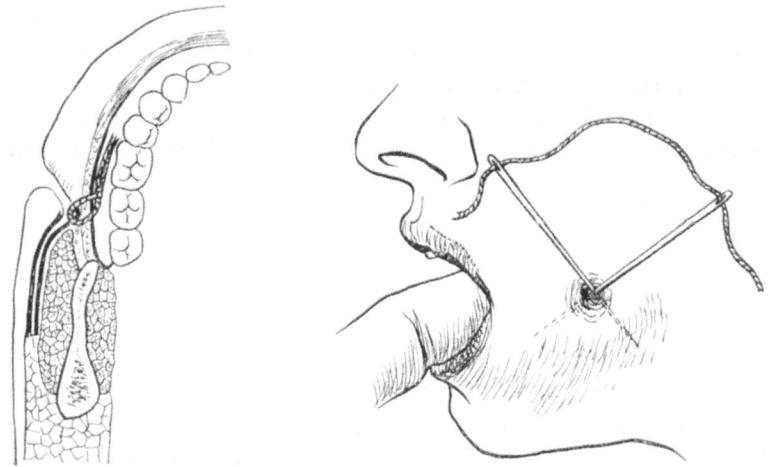

Abb. 135.   Behandlung der Duktusfisteln nach Deguise und Bourgery.

schleimhaut (nach Langenbeck und Délore) zweifellos das einfachste und
kürzeste Verfahren.   Auf diese Weise wird die Fistel mit einem Schlage beseitigt.
Das Einführen von Drains und Faden erübrigt sich.   Perthes machte neuerdings
darauf aufmerksam, daß das Freipräparieren des zu verlagernden Gangab-
schnittes Schwierigkeiten machen kann.   Er läßt infolgedessen den Duktus
ruhig in den ihn umhüllenden Geweben und Narben liegen, die er mitmobilisiert.
Gleichzeitig nimmt er ein Stück Haut aus der Umgebung des Fistelmaules mit,
wodurch er sich die Nahtfixierung an der Mundschleimhaut erleichtert.

      Auch die doppelte Durchbohrung der Wange nach der vielfach
modifizierten Deguiseschen Methode ist zweckmäßig, hat aber den Nachteil
längerer Behandlungsdauer.   Statt der Einführung eines Drahtes mit Hilfe
des Troikarts nimmt man lieber einen kräftigen Seidenfaden an zwei starken,
geraden Nadeln (Bourgery).   Die eine Nadel durchsticht von der Fistel aus
die Wange schräg nach vorn, die andere schräg nach hinten.   Die beiden auf
diese Weise in die Mundhöhle gebrachten Fadenenden werden dort fest verknotet.   Die nunmehr am Boden der Fistel liegende Fadenschlinge umfaßt

eine etwa 1 cm große Weichteilbrücke, die sie allmählich durchschneidet, so daß eine breitere Verbindung zwischen der Fistel und dem Munde zustande kommt. Das Durchtrennen oder Durchquetschen dieser Brücke in einer Sitzung vorzunehmen, empfiehlt sich nicht.

Mit dem Verschluß der äußeren Fistelwunde soll man sich ebenfalls nicht zu sehr beeilen. Nachträgliches Bougieren der neuen Gangmündung ist ratsam. Dies Verfahren ist der einfachen Durchbohrung der Wange nach Kaufmann und Richelot überlegen.

Bei permanenten Fisteln im masseteralen und intraglandulären Teile des Ganges ist zuerst die Schleimhautplastik nach Braun und Küttner zu wählen. An zweiter Stelle steht die direkte Naht und die plastische Verlängerung des Duktus nach Nicoladoni. Die Anlegung eines Schleimhautkanals durch den Masseter hindurch ist nicht ratsam.

Wir ziehen das Küttnersche Verfahren noch dem Braunschen vor, da es den Ersatz eines ziemlich großen Gangdefektes ermöglicht. Man schneidet aus der Mundschleimhaut einen je nach Defektgröße umfangreichen Schleimhautlappen heraus, dessen Stiel etwa am Rande des Masseter liegt, rollt ihn zur Röhre auf und vernäht ihn am besten mit feinen Roßhaaren. Diese lösen sich nicht so leicht auf, wie Katgut, und machen keine Inkrustationen, wie Seide oder Zwirn. In diese Mundschleimhautröhre wird das etwas mobilisierte, hintere Gangende hineingesteckt, so daß beide Gänge sich ein Stück übereinanderschieben. Hierdurch erzielt man eine dichtere Leitung. Auch sehr weit zurückliegende Fisteln lassen sich auf diese Art noch heilen.

Perthes unternahm die erfolgreiche Neubildung des verloren gegangenen Ductus Stenonianus aus einer frei verpflanzten Thierschen Epidermisröhre. Die Röhre wurde über einen Seidenfaden gebildet. Nach anfänglicher Divertikelbildung trat gute Funktion ein.

Will man die Anfrischung und Naht beider Gangenden unternehmen, so empfiehlt es sich, zumal bei masseteralen und intraglandulären Fisteln, eine Verlegung des vorderen Gangendes nach hinten vorzunehmen. So erreicht man nicht nur, daß die Duktusquerschnitte sich berühren, sondern kann auch kleine Defekte überbrücken. Die Ausführung der Duktusnaht, die wir ebenfalls mit feinen Roßhaaren machen, erleichtert man sich durch Einlegen einer feinen Darmseite oder eines 1 mm starken Jod-Katgutfadens, den man nach Payr im Gang liegen läßt, nachdem man ihn an der Mundschleimhaut fixiert hat. Payr erzielte selbst bei einem Defekt von 13 mm auf diese Weise in 10 bis 11 Tagen Heilung. Längeres Verweilen dickerer Sonden und Seidenfäden im Duktus halten wir wegen der Gefahr einer Parotitis für bedenklich. Das aus demselben Grunde zu Friedenszeiten fast allgemein verlassene Verfahren der Kanüleneinlegung, das ebenfalls auf Wiederherstellung des normalen Weges abzielt, hat Lindemann und zwar, wie es scheint, mit bestem Erfolge, wieder aufgenommen. Er führt, wie vor ihm Vignari und Bérard, eine Kanüle aus Silber von der Papille in den Duktus und steckt sie über die Stelle der Verletzung hinaus in das Lumen des vorher umschnittenen, jenseitigen Gangendes. Über der Fistelwunde werden, nach Entfernung vorhandener Narben, die umliegenden Weichteile vernäht. Bisweilen ist hierzu eine Lappenplastik erforderlich. Die Kanüle bleibt 6—8 Wochen (!) liegen. Ihr Herausschlüpfen aus dem Gang wird verhindert, indem man ihrem Ende eine geringe

Anschwellung verleiht. Auch kann man eine Fixierung an den Oberkieferzähnen vornehmen. Lindemann hat auf diese Weise von 22 Fisteln 20 geschlossen. Bisher galt das Einlegen der Verweilkanülen in den Ausführungsgang der Parotis immer als unsicher, den Patienten lästig, wegen der Gefahr der aufsteigenden Parotitis auch nicht für ungefährlich. Außerdem hat es den Nachteil langer Behandlungsdauer. Bei Defekten des glandulären Teiles dürfte es ferner kaum ausführbar sein. Doch ermuntern die guten Erfolge Lindemanns, die Methode wenigstens für masseterale und bukkale Fisteln wieder aufzunehmen.

Bei den guten Erfolgen, die die geschilderten Methoden auch nach schweren Verletzungen zeitigen, war das Zurückgreifen auf die früher geübte Duktus-

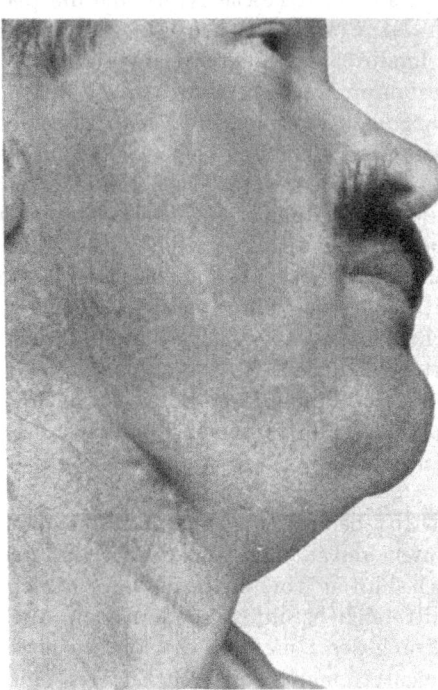

Abb. 136. Entzündung und permanente
Fistel der Glandula sublingualis.

unterbindung zum Zwecke der Drüsenverödung verfehlt, umso mehr, als sie gefährlich ist. Da diese Methode in der Kriegsliteratur wieder erwähnt worden ist, sei darauf hingewiesen, daß sie für die Beseitigung von Fisteln der Parotis nicht in Frage kommen sollte. Die Ligatur des Ausführungsganges der Speicheldrüsen ruft nach vorausgegangener Verletzung der Drüse in der Regel schwere aufsteigende Entzündungen, Phlegmonen und Abszedierungen hervor.

b) Submaxillaris und Sublingualis.

Verletzungen dieser beiden Drüsen, zu Friedenszeiten im allgemeinen recht selten, sind im Weltkriege bei den vielen Unterkieferfrakturen sicher oft genug gesehen worden. Neben Zerreißungen der Drüsensubstanz durch Kieferknochensplitter gibt es auch genug direkte Läsionen durch das Projektil. Nicht einmal dagegen sahen wir die Drüsen durch Hieb oder Stich verletzt, was wohl mit ihrer geschützten Lage zusammenhängt.

Wir wiesen schon darauf hin, daß die nach Verletzung der Parotis so überaus häufige Fistelbildung an der Sublingualis und Submaxillaris kaum je vorkommt. Direkt nach Zerreißungen der Drüsensubstanz kann es wohl auf kürzere Zeit zu einer schleimig-wässerigen Absonderung aus der Wunde kommen. Gewöhnlich versiegt diese Sekretion aber noch, ehe sich die Hautwunde geschlossen hat.

Bei Heineke findet sich nur eine einzige Mitteilung über eine längere Zeit und stärker absondernde Fistel der Submaxillaris (Matrassowitsch) nach Halsphlegmone. Sie heilte auf zweimalige Injektion von geschmolzenem Paraffin.

Ich kann über eine permanente Fistel der Submaxillaris berichten.

Es handelte sich ebenfalls um eine schwere Mundbodenphlegmone nach Schußverletzung. Es wurde im vorderen Halsdreieck ausgiebig und tief inzidiert und dabei die Submaxillardrüse verletzt. Nachdem die eiterige und blutige Absonderung aus der Inzisionswunde längst vorüber war, blieb eine kleine Fistelöffnung zurück, aus der sich wenig helles, fadenziehendes Sekret entleerte. Die Absonderung nahm während des Essens kaum zu. Die Fistel lag im Grunde eines kleinen Narbentrichters. Man fühlte die etwas verdickte und verhärtete Drüse, die mit der Haut verlötet war. Der Ausführungsgang war keiner Stenose unterworfen, sondern für eine feine Sonde passierbar. Mehrfache Ätzungen der Fistel hatten keinen Erfolg. Die Fistel bestand 4 Monate. Ihr Persistieren war dadurch zu erklären, daß der Sekretabfluß aus dem verletzten Teile der Drüse behindert war. Bei der Exstirpation ergab sich, daß ein Knochenstück vom Kiefer, welches im Parenchym lag, die Sekretstauung verursacht hatte.

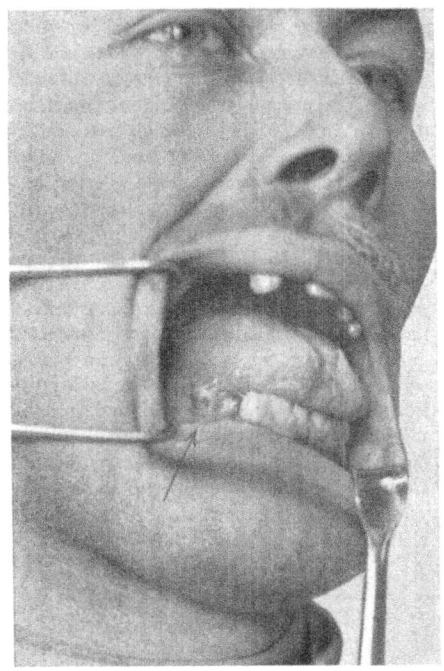

Auch Lindemann beobachtete eine vollkommene Fistel der Submaxillardrüse nach Verletzung, über deren Dauer und Beziehung zum Ductus Whartoni keine Angaben vorliegen. Die Drüse wurde auch hier in toto exstirpiert.

Fistelbildungen des Whartonschen Ganges und der Ausführungsgänge der Sublingualis sind ohne Bedeutung, da nur solche, die in die Mundhöhle münden, vorzukommen scheinen.

Anders verhält es sich mit Stenosen der Ausführungsgänge durch Narbenzug, Knochendruck, Fremdkörper, Entzündungen und Verlötungen der Gänge.

Hieraus ergeben sich an beiden Drüsen Sekretionsbehinderungen, die stets mit entzündlichen Erscheinungen kombiniert sind. Diese werden nach Wiederfreiwerden der Gänge zumeist

Abb. 137. Zwei ranulaähnliche Zysten der Glandula sublingualis nach Verletzung und Verlegung von Drüsengängen.

rasch verschwinden. An der Sublingualis kann dabei durch die Sekretstauung ein Bild entstehen, das an die Ranula erinnert. An der Submaxillaris kommt es eventuell auch zur Entwicklung einer richtigen Speichelgeschwulst. Bei dauernder Verlegung der Ausführungsgänge können beide Drüsen nach Abklingen der Entzündung in einen Zustand eigentümlicher Verdickung und Verhärtung übergehen, aus dem sich wohl mit der Zeit eine Verödung ergeben dürfte. Ich kann über drei Fälle berichten:

Im ersten handelte es sich um eine Stenose des Hauptausführungsganges der Sublingualis durch die Schußnarbe oder durch entzündliche Vorgänge. Es war ein rechtsseitiger Unterkieferschußbruch mit Verletzung des Mundbodens vorausgegangen, wodurch die Gegend der Sublingualfalte narbig verändert war. Eine Sondierung des Ductus Bartholini gelang jedenfalls nicht. In seinem Verlaufe zeigten sich zwei bläulich schimmernde, durch einen Narbenstrang voneinander getrennte, je etwa haselnußgroße Retentionszysten der Drüse. Nach einer gelegentlichen Verletzung beim Kauen entleerte sich ein farbloses, zähes, fadenziehendes Sekret. Die Zysten fielen darauf zusammen, füllten sich aber rasch wieder und wurden größer als zuvor. Die Sublingualdrüse selbst war verdickt, von derber Konsistenz und druckempfindlich. Da Punktion und Jodtinktur nichts half, und Patient beim Schlucken, wie beim Sprechen behindert war, wurde die Drüse exstirpiert.

Bei dem zweiten Verwundeten entwickelte sich, ebenfalls nach Kiefersplitterbruch, eine große, weiche Geschwulst im vorderen Halsdreieck, die sich innerhalb weniger Wochen bis zu Faustgröße prall füllte. Die Haut rötete sich schließlich, und es erfolgte ein spontaner Durchbruch nach außen, wobei reichlich zwei Tassenköpfe Schleim, mit Eiter vermischt, zutage kamen. Jetzt konnte man die vergrößerte Submaxillaris fühlen, von der die Absonderung herrührte. Ihr Ausführungsgang war in den Narben, die sich an der ganzen Plica sublingualis vorfanden, überhaupt nicht zu finden. Die äußere Speichelfistel schloß sich nach einigen Tagen, worauf der „Tumor salivalis" von neuem entstand. Es wurde zweimal punktiert und etwas Alkohol injiziert. Als auch dies nichts half, schritt ich zur Exstirpation der Drüse, worauf Heilung eintrat.

Im dritten Falle handelte es sich um Veränderungen an beiden unteren Speicheldrüsen, die an die sogenannten „entzündlichen Tumoren" Küttners erinnerten. Bei dem Verwundeten entstand im Anschluß an eine mehrfache Fraktur des Kinnstücks und des rechten horizontalen Kieferteiles eine schwere Stomatitis und Mundbodenphlegmone. Letztere ging auf Inzision und Gegeninzision von außen zurück. Darauf entwickelte sich im Laufe mehrerer Monate allmählich ein beträchtlicher Tumor der Submaxillaris und Sublingualis. Die Ausführungsgänge blieben dabei sondierbar, zeigten aber stets geringen Eiteraustritt. Die Beschwerden wuchsen mit dem Umfang der Drüsen Eine Abszedierung blieb aus. Als die Anschwellung der Submaxillaris reichlich Eigröße erreicht hatte, wurde zur Exstirpation geschritten. Hierbei zeigte sich die Drüse mit ihrer Umgebung so fest verwachsen, daß ihre Loslösung nur mit dem Messer gelang. Beim Durchschneiden fiel die harte Konsistenz bei erhaltener Lappung auf. Steine oder andere Fremdkörper ließen sich weder in dem Parenchym, noch in den Ausführungsgängen finden. Auffallend war die reichliche, mikroskopisch noch mehr wie makroskopisch entgegentretende Vermehrung der bindegewebigen Bestandteile, die gleichzeitige Rückbildung der Drüsenelemente und die reichliche Rundzelleninfiltration.

An der Sublingualis, die später vom Munde aus ebenfalls entfernt wurde, zeigten sich dieselben Veränderungen.

Demnächst erscheint:

Ärztliche Behelfstechnik

bearbeitet von

Th. Fürst-München, R. Hesse-Graz, H. Hübner-Elberfeld,
O. Mayer-Wien, B. Mayrhofer-Innsbruck, K. Potpeschnigg-
Graz, G. von Saar-Innsbruck, H. Spitzy-Wien, M. Stolz-Graz,
R. von den Velden-Düsseldorf

herausgegeben von

Professor **Dr. Günther Freiherr von Saar**

Privatdozent für Chirurgie in Innsbruck

Mit 402 Textabbildungen

Preis gebunden etwa M. 24. —

Inhalt:

Prof. Priv.-Doz. Dr. Günther von Saar in Innsbruck, Chirurgie.
Univ.-Prof. Dr. Hans Spitzy in Wien, Orthopädie.
Prof. Dr. R. von den Velden in Düsseldorf, Innere Medizin.
Priv.-Doz. Dr. Karl Potpeschnigg in Graz, Kinderheilkunde.
Prof. Dr. Robert Hesse in Graz, Augenheilkunde.
Primararzt Dr. Otto Mayer in Wien, Kehlkopf, Nase, Ohr, Rachen.
Prof. Dr. B. Mayrhofer in Innsbruck, Zahnheilkunde, Kiefernverletzung.
Prof. Dr. Max Stolz in Graz, Geburtshilfe, Gynäkologie.
Prof. Dr. Hans Hübner in Elberfeld, Haut- und Geschlechtskrankheiten.
Priv.-Doz. Dr. Theobald Fürst in München, Hygiene.

Kriegs-Chirurgischer Röntgen-Atlas von Dr. N. Guleke, a. o. Professor
der Chirurgie, und Dr. Hans Dietlen. Stabsarzt d. Res., Professor an der Universität
Straßburg. Mit 70 photographischen Tafeln und 26 Abbildungen. 1917.
In Leinwandmappe Preis M. 66.—

Ungarische Beiträge zur Kriegsheilkunde. Erstes Jahrbuch des
Kriegsspitals der Geldinstitute in Budapest. Unter Mitwirkung hervorragender Fach-
gelehrter redigiert durch Dr. Wilhelm Manninger, Dr. Karl M. John. Dr. Josef
Parassin. Mit 382 Abbildungen, 11 schwarzen und 20 farbigen Beilagen. 1917.
Preis gebunden M. 28.—

Die physiologische Sehnenverpflanzung von Prof. Dr. K. Biesalski.
Direktor und leitender Arzt und Dr. L. Mayer, wissenschaftlicher Assistent am Oscar-
Helene-Heim für Heilung und Erziehung gebrechlicher Kinder in Berlin-Zehlendorf.
Mit 270 zum großen Teil farbigen Abbildungen. 1916. Preis gebunden M. 36.—

Die willkürlich bewegbare künstliche Hand. Eine Anleitung für
Chirurgen und Techniker von F. Sauerbruch, ordentl. Professor der Chirurgie, Direktor
der Chirurgischen Universitäts-Klinik Zürich, s. Z. beratender Chirurg des XV. Armee-
korps. Mit anatomischen Beiträgen von G. Ruge und W. Felix, Professoren am
Anatomischen Universitätsinstitut Zürich, und unter Mitwirkung von A. Stadler, Ober-
arzt d. L., Chefarzt des Vereinslazaretts Singen. Mit 104 Textfiguren. 1916.
Preis M. 7. ; gebunden M. 8.40.

Chirurg und Zahnarzt. Herausgegeben von Dr. S. Soerensen. Spezialarzt
für Chirurgie, und Prof. Dr. L. Warnekros, Zahnarzt. Erstes Heft. Mit 81 Textabbildungen, 5 photographischen Tafeln und 4 Bildnissen. 1917. Preis M. 3.60.

Gebundene Bücher zur Zeit mit 10 % Aufschlag für Einbandmehrkosten.